ABHANDLUNGEN AUS DEM GESAMTGEBIET DER MEDIZIN

Unter ständiger Mitwirkung der Mitglieder des Lehrkörpers
der Wiener medizinischen Fakultät,
herausgegeben von Prof. Dr. Josef Kyrle und Dr. Theodor Hryntschak.

Der heutige Stand der Lehre von den Geschwülsten, im besonderen der Carcinome. Von Dr. **Carl Sternberg**, o. ö. Professor für pathologische Anatomie an der Universität Wien. (98 S.) 1924.
45.000 Kronen, 2.75 Goldmark, 0.65 Dollar

Die oligodynamische Wirkung der Metalle und Metallsalze. Von Privatdozent Dr. **Paul Saxl**, Assistent der I. medizinischen Klinik in Wien. (57 S.) 1924.   30.000 Kronen, 1.70 Goldmark, 0.40 Dollar

Die Geschlechtskrankheiten als Staatsgefahr und die Wege zu ihrer Bekämpfung. Von Prof. Dr. **Ernst Finger**, Vorstand der Klinik für Syphilidologie und Dermatologie der Universität Wien. (69 S.) 1924.
30.000 Kronen, 1.70 Goldmark, 0.40 Dollar

Frühdiagnose und Frühtherapie der Syphilis. Von Professor Dr. **Leopold Arzt**, Assistent der Universitätsklinik für Dermatologie und Syphilidologie in Wien. Mit zwei mehrfarbigen und einer einfarbigen Tafel. (VI, 84 S.) 1923.   48.000 Kronen, 3 Goldmark, 0.70 Dollar

Herz- und Gefäßmittel, Diuretica und Specifica. Von Dr. **Rudolf Fleckseder**, Privatdozent an der Universität Wien. (111 S.) 1923.
48.000 Kronen, 3 Goldmark, 0.70 Dollar

Die Ernährung gesunder und kranker Kinder auf Grundlage des Pirquetschen Ernährungssystems. Von Privatdozent Doktor **Edmund Nobel**, Assistent der Universitätskinderklinik in Wien. Mit elf Abbildungen. (74 S.) 1923.   25.000 Kronen, 1.50 Goldmark, 0.35 Dollar

Die funktionelle Albuminurie und Nephritis im Kindesalter. Von Prof. Dr. **Ludwig Jehle**, Vorstand der Kinderabteilung der Wiener Allgemeinen Poliklinik. Mit zwei Abbildungen. (68 S.) 1923.
25.000 Kronen, 1.50 Goldmark, 0.35 Dollar

Die klinische Bedeutung der Hämaturie. Von Prof. Dr. **Hans Rubritius**, Vorstand der urologischen Abteilung der Allgemeinen Poliklinik in Wien. (34 S.) 1923.   18.000 Kronen, 1.05 Goldmark, 0.25 Dollar

In Vorbereitung:

Emphysem und Emphysemherz. Klinik und Therapie. Von Professor Dr. **Nikolaus Jagić** und Dr. **Gustav Spengler**.

Über die pharmakologischen Grundlagen der Anwendung organotherapeutischer Präparate. Von Prof. Dr. **Richard Wasicky**.

Therapie der progressiven Paralyse mit besonderer Berücksichtigung der Malariaimpfbehandlung. Von Dozent Dr. **Josef Gerstmann**.

Die innere Klinik der Gravidität. Von Prof. Dr. **J. Wiesel**.

Funktionelle Darmerkrankungen. Von Prof. Dr. **Gustav Singer**.

SERO-, VACCINE- UND PROTEINKÖRPER-THERAPIE

VON

DR. MED. ET PHIL. BRUNO BUSSON

PRIVATDOZENT AN DER UNIVERSITÄT WIEN

SPRINGER-VERLAG WIEN GMBH 1924

ISBN 978-3-662-38587-6   ISBN 978-3-662-39432-8 (eBook)
DOI 10.1007/978-3-662-39432-8

Inhaltsverzeichnis.

Seite

Einleitung 1

I. Die Vaccinetherapie 2

    1. Lehre Wrights 5
    2. Die Arten der Vaccinen 7
    3. Herstellung und Verwendung der Vaccinen 9
    4. Reaktionen 12
    5. Indikationen für die Vaccinetherapie 14

        a) Typhus und Ruhr 16
        b) Erkrankungen der Atmungsorgane 18
        c) Harn- und Geschlechtsorgane 19
        d) Septische Prozesse 23
        e) Nase, Rachen, Ohr 23

II. Die Serotherapie 25

    1. Bakterientoxine und ihre Wirkung 25
    2. Die Arten der Sera 26

        a) Mosersches Scharlachserum 26
        b) Streptokokkenserum 27
        c) Grippeserum 27
        d) Diphtherieserum und Diphterietoxin 27
        e) Ruhr-, Tetanus-, Meningokokken- und andere Sera 30

III. Die Proteinkörpertherapie 31

    1. Hypothesen der Protoplasmaaktivierung 35
    2. Die Wirkung der Eiweißspaltprodukte 38
    3. Die als Reize wirkenden Mittel und Methoden 40
    4. Unspezifische Reaktionen 43
    5. Die sogenannte Herdreaktion 47
    6. Die Grundsätze der Proteinkörpertherapie 54
    7. Das Verhalten der Haut 55
    8. Indikationen 59
    9. Wagner-Jaureggs unspezifische Therapie 65

IV. Desensibilisierung 68

    1. Heufieber 68
    2. Idiosynkrasien gegen Eiweißarten 69

Einleitung.

Die letzten Jahrzehnte haben uns die großen Erfolge der Immunitätsforschung gebracht, deren Grundprinzip in der Erkenntnis der
strengen Spezifität der Eiweißreaktionen liegt, eine Tatsache, die besonders unser Verständnis für das Wesen und die Bekämpfung der Infektionskrankheiten gefördert und vertieft hat. Auf eben dieser Erkenntnis wurde nicht nur die Serumtherapie und eine Reihe immun-
biologischer Reaktionen zu diagnostischen oder therapeutischen
Zwecken, sondern auch die verschiedenen Vaccinetherapien auf- und
ausgebaut.

So sind die spezifische Wirkung des antitoxischen Diphtherieheilserums, die schützende Wirkung der prophylaktischen Seruminjektion
bei Tetanusgefahr oder die großen Erfolge der Blattern- und Lyssaschutzimpfung bereits zu unbestrittenem Ansehen und zum Allgemeingut
der modernen Prophylaxe und Therapie geworden. Wir stellen die
Diagnose einer Reihe von Infektionskrankheiten aus ganz spezifischen
Reaktionen, die im Verlaufe der Erkrankung, z. B. im Blut in Form von
spezifischen, nur gegen den Infektionserreger gerichteten Veränderungen,
etwa in Form der Agglutinine (Gruber-Widalsche Reaktion) usw., auftreten. Wir wissen, daß nur der mit Tuberkelbazillen infizierte Organismus, jene von Pirquet zuerst entdeckte Reaktion gegenüber kleinsten
Giftmengen dieses Bazillus, gegenüber dem Tuberkulin, aufweist, und
wir benützen dies zur Diagnosestellung im Stadium von Infektionen,
deren Sicherstellung mit den üblichen klinischen Methoden noch nicht
oder nur vermutungsweise gelingt. Die gerichtliche Medizin bedient sich
allgemein zur Identifizierung oder zur Unterscheidung verdächtiger Blut-
flecke einer biologischen Eiweißfällung, der Präzipitation, oder aber
des Ausfalles der anaphylaktischen Shok-Reaktion an einem mit dem
verdächtigen Materiale sensibilisierten Versuchstiere.

Alles stand in Einklang mit dem Grundsatze der Immunitätslehre,
daß der Organismus auf ein ihm mit Umgehung des Magendarmtraktes,
also auf parenteralem Wege, z. B. durch Injektion einverleibtes Eiweiß
mit der Ausbildung von Stoffen antwortet, die ebenso spezifischer Art
sind wie das Eiweiß selbst. Diese Stoffe (Antikörper) treten ausschließlich nur mit eben derjenigen Eiweißart in Reaktion, die ihre Entstehung
verursacht hat, sie sind also streng spezifisch. So zeigt das Blutserum

eines mit Rinderserum gespritzten Kaninchens nur mit dieser Eiweißart zusammengebracht das Phänomen der Präzipitation, nicht aber mit
dem Eiweiß anderer Tierarten. Das Blutserum eines mit Typhusbazillen
infizierten Menschen enthält Agglutinine, die in Form der Gruber-Widalschen Reaktion gegen Typhusbazillen gerichtet sind, und die spezifischen Antikörper, die die Einverleibung von Diphtherie- oder Tetanus-
toxin hervorruft, vermögen jeweils nur das ihnen zugehörige Gift in
spezifischer Weise zu neutralisieren. Diese Errungenschaften der Immunitätslehre haben ihre verdiente Würdigung erfahren, sind für alle
Zweige der Medizin mehr oder weniger von ausschlaggebender Bedeutung geworden und in den Wissensschatz aller modernen Ärzte übergegangen.

Um so mehr mußte es besonders den Praktiker überraschen, daß
ganz im Gegensatz, wenigstens in scheinbarem Gegensatz, zu dieser Lehre
von der „Spezifität aller Eiweißreaktion" in den letzten Jahren
immer mehr eine Therapie propagiert wurde, die wir trotz bestehender
verschiedener Bezeichnungen auch hier des Verständnisses halber zunächst mit ihrem gangbarsten Namen bezeichnen wollen: die „Protein-
körper- oder Eiweißtherapie". Dieser Therapie liegt die fürs erste schwer
verständliche Lehre „von der unspezifischen Wirkung der Eiweißkörper" zugrunde, und sie hat heute in Form zahlloser Präparate
gegenüber fast ebenso zahllosen Erkrankungen in die Medizin Eingang
gefunden, daß es sich wohl der Aufgabe lohnt, den in der Praxis stehen-
den Arzt über das Wesen und die scheinbaren Widersprüche dieser
neuen gegenüber der alten Lehre aufzuklären, sie seinem Verständnisse näher zu bringen.

Dazu ist es aber notwendig, sich vorerst mit einem anderen Zweige
der modernen Therapie, mit der Vaccinebehandlung zu befassen, nicht
nur weil die Erkenntnis ihres Wesens die Brücke zum Verständnisse für
die unspezifische Eiweißtherapie bildet, sondern weil sich auch ge-
schichtlich in ihr die ersten Beobachtungen über das Auftreten jener
aus dem Rahmen der Spezifität fallenden Erscheinungen und Reaktionen feststellen lassen, die zum späteren Ausbaue dieses Zweiges der
Therapie führten, dem wir die Wirkung der Proteinkörper auf den Organismus zugrunde legen.

I. Die Vaccinetherapie.

Ursprünglich verstand man unter Vaccination das Einimpfen eines
lebenden, aber doch abgeschwächten Infektionserregers in einen Organismus, wodurch dieser zwar infiziert wurde, aber nur in abortiver
Form die Krankheit durchmachte, so daß er, ohne an seiner Gesundheit
wesentlichen Schaden zu leiden, dennoch wie nach Überstehen einer

natürlichen Infektion, sich eine Immunität gegen die betreffende Erkrankung erwarb. Als Beispiel einer solchen Anlehnung an natürliche Verhältnisse diene die Blatternschutzimpfung, bei der das durch Züchtung im Kalbe abgeschwächte (enthumanisierte) Blatternvirus verwendet wird. Später wurden als Vaccinen verschiedene, auch abgetötete Bakterienkulturen bezeichnet, sofern sie nur dem Zwecke dienten, Immunität, bzw. Schutzstoffe gegen eine bestimmte Infektionskrankheit zu erzeugen, da man auf Grund experimenteller Ergebnisse und der praktischen Erfahrung solcher Schutzimpfungen wußte, daß zur Erzeugung gewisser Schutzkörper nicht unbedingt die Einverleibung des lebenden Infektionserregers notwendig sei, sondern daß es vielmehr genüge, das Bakterieneiweiß als solches zu injizieren. Diese Vaccinetherapie wurde ihrem ganzen Wesen nach ausschließlich auf den Ergebnissen der Immunitätsforschung aufgebaut und fußte völlig in dem Prinzipe der Spezifität, d. h., ein Organismus bildet nach Einspritzung von Typhusbazillen ausschließlich Schutzstoffe gegen Typhusbazillen, nach Einspritzen von Choleravibrionen ausschließlich gegen diese, aber niemals umgekehrt. Ein Organismus beantwortet also jeden derartigen Eingriff genau nach seiner Spezifität, insofern er nur die diesem korrespondierenden, spezifisch eingestellten Gegenstoffe, sogenannte Immunkörper, erzeugt.

Es liegt auf der Hand, daß die gesamte Vaccinetherapie zunächst vorwiegend und nach dem Vorbilde der Blatternschutzimpfung zu prophylaktischen Zwecken verwendet wurde. Insbesondere in Ländern, in denen gewisse Infektionskrankheiten wie Pest, Cholera, Typhus usw. endemisch waren, wurden derartige Schutzimpfungen das erstemal in größerem Ausmaße beim Militär durchgeführt, um die Soldaten auf diese Weise vor der stets drohenden Infektionsgefahr zu schützen. Dieselben Methoden, die alle darauf abzielten, den noch gesunden Organismus solcher Art prophylaktisch zu schützen, haben dann im Weltkrieg eine ganz enorme Ausdehnung gefunden, und ihre Erfolge sind hinlänglich bekannt. Diese letzteren zeigten sich ganz besonders auffallend nach der Typhusschutzimpfung, durch die zwar das ideale Ziel, eine vollkommene Immunität, nicht erreicht wurde, insofern auch eine große Anzahl schutzgeimpfter Soldaten infiziert und krank wurde, aber der abnorm milde Verlauf der Krankheit bei solchen Leuten und die geringe Sterblichkeit im Vergleiche zu nichtgeimpften sind unbestritten anerkannte Erfolge der prophylaktischen Impfung geblieben. Wer Gelegenheit hatte, in einem Epidemie-Spital an der Front zu Zeiten schwerster Typhusepidemien den Verlauf frischer Typhusinfektionen bei schutzgeimpften und nichtschutzgeimpften Personen vergleichsweise zu studieren, der wird wohl immer wieder zur Impfung greifen, wo Menschen dieser Infektionsgefahr ausgesetzt sind. Leider hält diese Schutzwirkung nicht sehr lange Zeit, aber doch immerhin gegen 6 Monate an.

1*

Die Wirkung der prophylaktischen Impfung gegen Cholera ist schwerer zu beurteilen, weil hier auch unter natürlichen Verhältnissen viele abortive Erkrankungen vorkommen und zahlreiche Individuen sich als immun erweisen, obwohl sie nachweisbar mit Vibrionen reichlich infiziert sind. Dennoch habe ich auch hier in Übereinstimmung mit zahlreichen anderen Beobachtern an einem sehr reichen Materiale die Überzeugung gewonnen, daß auch dieser Impfung ein erheblicher Schutzwert zukommt. Ich fand bei Nachforschung auf Vibrionenträger die weitaus überwiegende Anzahl unter Soldaten, die schutzgeimpft, also trotz nachgewiesener Infektion gesund geblieben, d. h. immun waren.

Die Verwendung verschiedener Vaccinen zu prophylaktischen Impfungen ist eigentlich ohneweiters verständlich, und die Schwierigkeiten für die Erklärung ihrer Wirkung beginnen eigentlich erst dort, wo sie zu therapeutischen Zwecken herangezogen werden. Es ist vorweg nicht einzusehen, welchen Erfolg es zeitigen könne, einem ohnehin mit Infektionsstoff überschwemmten Organismus neuerlich noch dasselbe Gift in Form lebender oder abgetöteter Bazillen zu injizieren. Man hat verschiedene Erklärungen für die oft unbestreitbar günstige Wirkung dieser Therapie gegeben, von denen allerdings keine in vollem Maß befriedigt. So hat man unter anderem die Lyssaschutzimpfung zum Vergleiche herangezogen, bei welcher ebenfalls in den schon durch den Hundebiß mit dem Lyssavirus infizierten Organismus neuerlich der Infektionsstoff, u. zw. in lebender, wenn auch abgeschwächter Form eingebracht werde. Dadurch werde aber erwiesenermaßen eine Immunität erzeugt, die den Ausbruch der Wut verhindert. Nun krankt dieses Beispiel aber an der Tatsache, daß man die Lyssaschutzimpfung infolge der langen Inkubationszeit dieser Erkrankung viel eher als eine prophylaktische, als eine therapeutische Impfung ansehen muß, die ja auch immer dann versagt, wenn sie zu spät begonnen, oder wenn die Inkubation abnorm abgekürzt ist. Mehr Wahrscheinlichkeit hat die Annahme für sich, daß, wenn die Injektion mit einer Vaccine in gesundes, von der Infektion noch nicht direkt betroffenes Gewebe stattfindet, dieses zu ausgiebiger Antikörperproduktion angeregt wird. Anderseits glaubte man in der therapeutischen Wirkung der Vaccineinjektion nur einen Anreiz zur Abstoßung der in den Zellen infolge der Infektion zwar gebildeten, aber noch in diesen festsitzenden Antikörper zu erblicken, also eine Art Impuls für die Influßsetzung eines ins Stocken geratenen Heilvorganges. Dazu kommt die von Paltauf ausgesprochene Vermutung der Beeinflussung des wärmeregulierenden Zentrums durch derartige Vaccinen, und in der Tat ist auch z. B. bei Typhus die zuerst ins Auge springende Wirkung der Vaccineinjektion die Herabsetzung der Temperatur. Wir müssen aber zugeben, daß wir für die oft eklatanten Erfolge der Vaccine-

therapie bei septischen oder bakteriaemischen Erkrankungen noch keine
genügende Erklärung haben, und geben können. Anders, wo es sich dagegen um isolierte, akute oder chronische Erkrankungen, z. B. Furunkulosen, Tonsillitiden usw. handelt, da erscheint uns die Wirkung
leichter verständlich, und wir verzeichnen auch bei derartigen Erkrankungen die schönsten Erfolge der therapeutischen Vaccinebehandlung.

1. Lehre Wrights.

Ein ganz besonderes Verdienst um den Ausbau dieser Methode hat
sich der Engländer Wright erworben, der ihr auch eine eigene Theorie
zugrunde legte.

Es gibt besondere Antikörper gegen gewisse Mikroorganismen, z. B.
gegen die eitererregenden Kokken, die von Wright entdeckten und sogenannten Opsonine, die sich durch eine bestimmte Versuchstechnik
ohneweiters im Blute quantitativ nachweisen lassen. Ihre Wirkung besteht darin, daß sie Eiterkokken in der Weise beeinflussen, daß diese von
den zuwandernden Leukocyten aufgefressen, d. h. phagocytiert werden
können. Mischt man im Reagensglase zu einer Kokken- und Leukocyten-
aufschwemmung etwas Blutserum, das diese Opsonine enthält, so
kommt die Phagocytose in kürzester Zeit in Gang, und die Kokken
werden gierig von den Leukocyten aufgenommen. Fügt man zu einer
gleichen Kontrollmischung aber ein Blutserum, das keine Opsonine enthält, dann tritt auch keine oder nur sehr geringe Phagocytose ein, die
Leukocyten sterben sogar zahlreich unter der Giftwirkung der Eiterkokken ab. Auf dieser wichtigen Beobachtung fußend, erklärte Wright,
daß die Prognose bei bestehenden eitrigen oder phlegmonösen Entzündungen lediglich davon abhänge, in welchem Ausmaß der betreffende
Patient opsonische Schutzkörper im Blute habe oder zu erzeugen imstande sei. Bei den diesbezüglichen zahlreichen Kontrolluntersuchungen
seiner Patienten fand Wright, daß der Gehalt des Blutes an Opsoninen
erheblichen Schwankungen unterworfen sei, und er glaubt dies vorwiegend
auf Rechnung stärkerer oder geringerer Invasion von Kokken aus dem
Eiterherde in die Blutbahn setzen zu müssen, durch welche die im
Blute kreisenden Opsonine dann mehr oder weniger abgesättigt würden.
Ist diese Absättigung der Immunkörper eine völlige, dann bedeutet jedes
neuerliche Eindringen von Keimen aus dem Herde in die Blutbahn eine
große Gefahr für den Organismus, der, an Immunkörpern in diesem
Augenblicke entblößt, der Gefahr einer septischen Allgemein-Infektion
ausgesetzt sei.

Wright versuchte nun in Fällen, in denen die Opsoninproduktion
mangelhaft war, diese durch Vaccinebehandlung, aber unter ständiger
Kontrolle des Opsoningehaltes, des sogenannten opsonischen Index, zu

heben, um so mehr, als nach seiner Beobachtung auch die Vaccine zuerst die vorhandenen Opsonine absättige, bevor ihr Impuls zur Neuproduktion in Erscheinung trete. Er nannte diese eintretende Absättigung die negative Phase, und die von ihm daran geknüpften Warnungen stellten sich lange Zeit der allgemeinen Verwendung von Vaccinen hindernd in den Weg. Ja, zu Zeiten drohendster Infektionsgefahr, bei Cholera- oder Typhusepidemien, hörte man als Impfarzt immer wieder die mahnende Stimme der Kollegen, denen die von Wright geprägte „negative Phase" zu einem Schreckgespenst geworden war, das die Impfung in solchen Momenten erhöhter Gefahr geradezu gefährlich erscheinen lasse, weil diese die letzten, eventuell schutzgewährenden Opsonine absättigen könnte.

Ich habe schon seinerzeit anläßlich anderer Studien nachweisen können, daß wenigstens für Typhusimmunkörper diese negative Phase überhaupt nicht existiert, und heute ist man wohl allgemein über sie zur Tagesordnung übergegangen, und hat die von Wright für die Vaccinebehandlung geforderten komplizierten Untersuchungen des Blutes auf seinen Index längst verlassen. Da aber ihre Nachwirkungen in der Ärztewelt immer noch anzutreffen sind, und eine unberechtigte Ängstlichkeit vor Vaccineinjektionen besteht, so habe ich ausdrücklicher auf diesen Umstand verwiesen.

Wie erwähnt, sehen wir also bei der therapeutischen Vaccinebehandlung die schönsten Erfolge dort eintreten, wo der Herd der Erkrankung mehr oder weniger abgeschlossen, lokalisiert ist, wie bei Furunkulosen, Tonsillitiden, Arthritiden, Prostatinfektionen usw., nur müssen wir uns darüber klar sein, unter welchen Bedingungen die Aussichten für diesen Erfolg begünstigt oder vermindert werden. Gerade bei den lokalisierten Erkrankungen wollen wir unter Heranziehung gesunden Gewebes die Schutzstofferzeugung steigern und diese dann auf dem Wege der Blutbahn an den erkrankten Herd heranbringen. Wenn nun aber dieser Herd, z. B. eine Abszeßhöhle, unter hohem Eiterdruck steht, unter einer Spannung, die viel größer ist als die der umliegenden Gewebe, dann sind die osmotischen Verhältnisse derart verschoben, daß ein Zufließen oder Eindringen, z. B. der Schutzstoffe, die in der Blutbahn kreisen, von außen, zur oder in die Abszeßhöhle, fast ausgeschlossen ist. Anderseits können die Innenwände einer Abszeßhöhle durch Fibrinausscheidung oder Lymphgerinsel so verlegt sein, daß weder die Erreger der Erkrankung aus dem Abszesse in die Blutbahn, noch Schutzstoffe aus dem Blute in diesen übertreten können. Bei chronischen Erkrankungen können Bindegewebsbildungen die Abszeßhöhlen, Fistelgänge, Kavernen usw., so vollkommen abkapseln, daß jeglicher Austausch auf osmotischem Wege, wie er bei entsprechender Durchblutung des Gewebes sonst stattfindet, aufgehoben wird. Wir können unter solchen Umständen auf dem Umwege des gesunden Gewebes noch soviel Schutzstoffe durch die Blutbahn an den Herd schicken, diese werden dennoch niemals zu rechter Wirkung gelangen, weil ihnen der Weg hiezu verlegt ist.

Deshalb darf die allgemeine Therapie, besonders gebotene chirurgische Eingriffe, wie Entleerung gespannter Abszesse, Auskratzen chronischer Abszeßhöhlen und Fistelgänge nicht versäumt werden, will man der Vaccinetherapie nicht von vornherein die Aussicht auf vollen Erfolg benehmen. Gerade dieses Abgeschlossensein der Herde bringt es mit sich, daß nur wenig oder gar keine Erreger in die Blutbahn übertreten und so den Organismus durch Autoinokulation immunisieren würden, erklärt aber auch, warum es unter Umständen zweckmäßig ist, einen ohnehin infizierten Organismus dennoch neuerlich künstlich mit dem Erreger zu infizieren. So ist z. B. das immer wieder zu beobachtende Neuauftreten von Furunkeln an oft vom ursprünglichen Herd ganz entfernten Stellen, wenn man von den durch Verschmierung infektiösen Materials bedingten Oberflächeninfektionen absieht, vielfach dahin erklärt worden, daß die wenigen, aus dem Abszeß austretenden Staphylo- oder Streptokokken zwar von Leukocyten aufgenommen werden oder von ihnen aus dem Herde verschleppt wurden, daß diese letzteren aber häufig in dem nun folgenden Kampf unterliegen, und absterbend in einer feinsten Kapillare hängen bleiben. Die aus dem toten Leukocyten freiwerdenden Kokken bilden nun von dieser feinsten Kapillare aus sofort einen neuen entzündlichen Herd. Anderseits ist dieser Abschluß lokaler Erkrankungen, wenn er auch die Ausheilung durch Immunisierung verzögert, ein Selbstschutz vor Allgemeininfektion, und nur so ist es zu erklären, daß man oft Patienten mit Furunkeln bedeckt, ohne Temperaturen und ohne üble Nachfolgen, wie infektiöse Nephritiden oder Endocarditiden, lange Zeit hindurch, oft Monate und Jahre, ihr Leiden tragen sieht. Und gerade bei solchen Patienten erlebt derjenige Arzt, der sich mit Vaccinetherapie beschäftigt, aus eben den erwähnten Gründen die eklatantesten Heilerfolge.

2. Die Arten der Vaccinen.

Für die Vaccinetherapie ist es natürlich absolut nicht gleichgültig, welche Art von Vaccine verwendet wird. Dabei ist es dem Prinzipe der spezifischen Reaktion nach natürlich selbstredende Voraussetzung, daß diese immer aus dem der Krankheit identischen Erregern oder dessen Substanzen besteht, aber es ist anderseits nicht gleichwertig, ob wir sogenannte Lager, d. h. polyvalente Vaccinen oder Autovaccinen unserer Behandlung zugrunde legen.

Wir müssen annehmen und wissen auch, daß sich die Arteinheit,

z. B. dessen, was wir Streptokokkus nennen, aus zahlreichen Rassen und Varianten zusammensetzt, obwohl wir diese mit unseren künstlichen Behelfen nur selten und ungenau feststellen können. Denn es trägt fast jeder Stamm ein gewisses individuelles Gepräge, das naturgemäß bei der strengen Spezifität in gewissem Sinne auch wieder in den durch ihn erzeugten Antikörpern, den Abwehrstoffen des Organismus zum Ausdruck kommt, die, wenn auch gegen alle artgleichen Stämme gerichtet, dennoch am besten für den individuell zugehörigen passen werden.

Um dieser Erkenntnis gerecht zu werden, hat man fast alle Lager, d. h. die vorrätig gehaltenen Vaccinen polyvalent in der Weise hergestellt, daß man eine größere Anzahl verschiedener Stämme derselben Art zusammen mischt, in der Hoffnung, darunter einen oder mehrere zu haben, die individuell ähnliche Charaktere aufweisen wie eben derjenige Stamm, welcher die Erkrankung verursacht, und so durch die Injektion Abwehrstoffe zu erzeugen, die möglichst genau auf diesen Erreger abgestimmt sind.

Daraus ergibt sich von selbst die große Überlegenheit bei Verwendung von Autovaccinen, zu deren Herstellung ausschließlich der eigene Stamm verwendet wird, eben derselbe, der die Erkrankung verursacht, und der deshalb erst aus dem Krankheitsherde gezüchtet werden muß.

Die Verwendung von Autovaccinen schließt auch einen oft begangenen und schweren Fehler aus. So kenne ich Fälle, die längere Zeit mit polyvalenten Streptokokkenvaccinen vergeblich behandelt waren, weil deren Furunkel, wie sich bei der zur Autovaccinenbereitung unumgänglichen bakteriologischen Untersuchung herausstellte, gar nicht durch Streptokokken, sondern durch Staphylokokken verursacht waren; auch der umgekehrte Fall ist mir bekannt. Ein Patient, der durch Autovaccine von einer äußerst hartnäckigen und jeder Therapie bis dahin trotzenden Furunkulose geheilt worden war, kam nach $1^{1}/_{2}$jähriger Heildauer ganz unglücklich wieder, weil er seit etwa einem Monate neuerlich und womöglich noch quälender an seinem alten Leiden erkrankt war. Die bakteriologische Untersuchung ergab aber diesmal eine reine Streptokokkeninfektion, die auch auf Autovaccinenbehandlung bald völlig schwand. Wäre dieser Patient bloß auf Grund einfacher und sehr naheliegender Überlegung nach seiner vorausgegangenen Erkrankung mit Staphylokokkenvaccinen behandelt worden, so hätte diese Behandlung gewiß ebensowenig Erfolg gehabt wie mir bekannte planlose Anwendungen mit Staphylo- oder Streptokokken-Lagervaccinen bei Tonsillitiden, ohne vorher durch den Bakteriologen über den eigentlichen Erreger der Erkrankung orientiert worden zu sein. Daraus ergibt sich, daß jeder therapeutischen Vaccinebehandlung, deren Erfolg auf der Ausbildung spezifischer Schutzstoffe beruht, eine genaue bakteriologische Untersuchung zur Feststellung des Erregers vorausgehen soll.

3. Herstellung und Verwendung der Vaccinen.

Wichtig ist es ferner, in welcher Weise die Vaccine, gleichgültig ob es sich um Lager- oder Autovaccine handelt, hergestellt wird, da besonders, wenn abgetötete Bakterien verwendet werden, dies unter möglichster Schonung des Bakterieneiweißes geschehen muß. Lebende Bakterien, die mit Immunserum vorbehandelt werden, bilden z. B. den Besredkaschen Typhusimpfstoff, der sowohl zu prophylaktischen, häufiger aber noch zu therapeutischen Zwecken Verwendung findet. Die gebräuchlichste Form der Abtötung von Bakterien ist die Anwendung von Hitze in Form des Pasteurisierens der Aufschwemmungen, das Abtöten durch Äther oder Zusatz von Karbol. Zu hohe Temperaturen oder stärkere Beimengungen sterilisierender chemischer Substanzen würde das Bakterieneiweiß zu stark verändern, was man ja vermeiden will. Gewisse besonders empfindliche Bakterien (Influenza) oder Kokken (Gonokokken) können auch durch Kälte unter größtmöglichster Schonung ihres Eiweiß abgetötet werden.

Auch das Karbolisieren allein hat sich sehr bewährt; die Vermutung besteht vielleicht zu Recht, daß die erfahrungsgemäß oft günstigere Wirkung gerade solcher Vaccinen auf Beimengungen von Bakteriophagen beruhe, die als solche durch die dabei angewandte Karbolkonzentration nicht geschädigt werden. In jüngster Zeit wurde nämlich von dem französischen Forscher d'Herelle nachgewiesen, daß zur Zeit der Genesung der an Darminfektionen erkrankten Patienten, besonders bei Ruhr und Typhus, sich im keimfreien Filtrate der Stühle solcher Leute ein Stoff vorfindet, der die betreffenden Bakterien abtötet und auflöst. Er nannte diesen, durch zahlreiche Nachuntersuchungen auch für andere Bakterienformen bestätigten Körper „Bakteriophagen". D'Herelle zeigte ferner, daß man durch Einverleibung eines solchen Bakteriophagen unter Einhaltung gewisser Bedingungen, besonders Verwendung sehr hoher Verdünnungen, einem Organismus gegen bestimmte Infektionen Immunität verleihen kann. Ob und inwieweit nun die Vermutung, eine Erhöhung der Vaccinewirkung durch entsprechende Bakteriophagenbeigabe zu erzielen, richtig ist, müßte erst durch geeignete Versuche festgestellt werden, scheint aber vorweg einiges für sich zu haben.

Man hat vielfach auch versucht, Vaccinen in der Art herzustellen, daß man das Bakterieneiweiß aus den Zellen extrahierte, nach Fällung eintrocknete usw. Doch ergaben derartige Vaccinen für die Immuni-

sierung bisher keinerlei günstigere Resultate, dafür aber viel heftigere
lokale Reaktionen und konnten sich auch nicht einbürgern. Von
den zahlreichen, gegen verschiedene Infektionen im Handel befind-
lichen Präparaten enthalten einzelne auch chemische Beimengungen
wie Urotropin (Arthigon), oder Protargol (Gonosan), oder Mirion
(Prof. Bucura). Angeblich soll durch diese Beigaben die Resorption erhöht und die Antikörperbildung beschleunigt werden. Die verschiedene
Dosierung der Vaccinen erfolgt durch Auszählung der Keime oder durch
Wägung und kann bei einiger Sorgfalt ziemlich exakt durchgeführt
werden. Im allgemeinen sind die Vaccinen auch in stärkeren Verdünnungen bei kühler und lichtgeschützter Aufbewahrung mehrere
Monate über haltbar, und davon macht eigentlich nur die Gonokokken-
vaccine eine Ausnahme, die nicht älter als 1 bis 2 Monate sein sollte.
Im Laufe zu langer Lagerung erleiden alle Vaccinen durch Oxydation
oder hydrolytische Vorgänge, vielleicht auch unter dem Einfluß der aus
den Glasgefäßen übertretenden Alkalien mehr oder weniger Veränderungen und damit naturgemäß auch ihre immunisierende Wirkung.

Bei Herstellung gewisser Vaccinen, z. B. Gonokokken, Influenza usw.,
muß, da diese Bakterienarten nur auf Blut- oder Serumnährböden ge-
deihen, auf die intravenöse Applikation wegen Anaphylaxiegefahr besonders geachtet werden. Man züchtet derartige Kulturen deshalb am
zweckmäßigsten auf menschlichen Blut- oder Ascitesnährböden, weil
dann die bei Abschwemmung übertretenden Eiweißstoffe als humanes
Eiweiß keinerlei zu befürchtende Nebenwirkung hervorrufen. Dies gilt
auch für die Bereitung der betreffenden diagnostischen Vaccinen, z. B.
der Gonokokken, weil sonst viel mehr täuschende Pseudoreaktionen auftreten.

Die Vaccinen werden durch Injektionen einverleibt, nur gegen
Darminfektionen ist während des Weltkrieges vom französischen
Forscher Besredka die sogenannte Biotherapie eingeführt worden,
die darauf beruht, daß lebende Bazillen oder Vibrionen in Pastillen-
form unter Darreichung einer Gallenpille, um die bakterienschädigende
Wirkung der Magensäfte auszuschalten, auf nüchternen Magen genommen werden. Dadurch soll es zu einer lokalen Darmimmunität
kommen, auf deren Erzielung die prophylaktische Anwendung dieser
Biotherapie abzielt. Obgleich ich persönlich keine Erfahrung über die
Methode besitze, sei sie erwähnt, da sie in anderen Staaten vielfach angewendet wird. Im allgemeinen führt die subkutane oder intramuskuläre
Applikation zum gewünschten Erfolg, wenngleich zugegeben werden
muß, daß in gewissen Fällen die intravenöse Injektion den Vorzug verdient. So insbesondere Gonokokkenvaccinen, Strepto- und Staphylokokken bei drohender oder beginnender Sepsis, z. B. Mastoiditis,
Sinusthrombose usw., niemals ist sie zu empfehlen bei Verwendung von

Colivaccinen oder allgemein bei Nierenaffektionen, z. B. Pyelonephritis usw. Aber eine allgemeine Norm, ob diese oder jene Form der Injektion den Vorzug verdient, läßt sich nicht aufstellen und auch die diesbezüglichen Mitteilungen und Erfahrungen der Praktiker weichen erheblich voneinander ab. Sehr häufig wird sich von selbst die Notwendigkeit ergeben, die Art der Applikation zu wechseln, überhaupt den Einzelfall mehr zu berücksichtigen als nach einer Schablone zu arbeiten.

Ganz ähnlich liegen die Verhältnisse bei der Frage nach der Dosierung, die zur Anwendung kommen soll. Auch hier können wir nur allgemein sagen, daß dort, wo es sich um akuteste Prozesse, Pneumonien, Erysipele, beginnende Sepsis, z. B. nach Tonsillektomien, Mastoiditis usw. handelt, sofort hohe Dosen angewendet und jeden Tag, bis ein Umschwung eintritt, fortgesetzt werden sollten. Unter hohen Dosen verstehe ich wenigstens 250 Millionen Keime im Kubikzentimeter der Aufschwemmung. Bei allen anderen entzündlichen, nicht akutesten Prozessen beginnen wir mit niedrigeren Dosen, die sich je nach der Art der Vaccine, bzw. der Bakterien zwischen 10 bis 100 Millionen bewegen.

Auch das Zeitintervall, in dem die einzelnen Injektionen aufeinander folgen sollen, läßt sich nicht für jeden speziellen Fall, sondern nur allgemein festsetzen. Demnach gilt, daß man im allgemeinen bei subkutaner oder intramuskulärer Applikation 3 bis 5 tägige Intervalle einschaltet, die bei intravenöser Einverleibung entsprechend größer, etwa 8 bis 14 tägig sind. Ist man im Laufe der Immunisierung zu den höchsten Dosen, z. B. 1 bis 4 Milliarden gekommen, dann sind die Zwischenräume zwischen den Einzelinjektionen entsprechend größer zu wählen, etwa alle 14 Tage bis 1 Monat eine Injektion. Es ist natürlich klar, daß dieses allgemeine, auf praktischer Erfahrung aufgebaute Schema, wenn auch in vielen, so doch nicht in allen Fällen Geltung hat und individuellen Anforderungen anzupassen sein wird.

Dem ganz unberechtigt ängstlichen Standpunkt mancher Ärzte in Bezug auf Verwendung von Vaccinen bei Kindern, besonders bei Säuglingen, sei hier ausdrücklich entgegengetreten, ausgenommen es handle sich um Coli-, Typhus- oder Dysenterievaccine. Ich selbst kenne eine Reihe von Fällen, in denen kleine Kinder, ja selbst Säuglinge, an schwersten Streptokokkenabszessen oder Mastoiditiden usw. oft in lebensbedrohender Form erkrankt waren, bei denen die Behandlung mit 50 bis 100 Millionen Keimen begonnen und mit durchschlagendem Erfolg beendigt wurde. Es scheint, als ob das kindliche Alter mehr der Streptokokkeninfektion im Gegensatze zu der mit zunehmendem Alter häufigeren Staphylokokkeninfektion zuneige, aber ebenso scheint es mir, als ob das Kind, und besonders ganz kleine Kinder, viel rascher und besser auf den gegebenen Impuls Schutzstoffe erzeugen als viele Erwachsene. Deshalb ist selbst das Säuglingsalter nach meinen Erfahrungen absolut keine Kontraindikation für Vaccinebehandlung, im Gegenteil, sie zeitigt gerade hier häufig schönste therapeutische Erfolge.

4. Reaktionen.

Ob eine Vaccine örtliche oder allgemeine Reaktion hervorruft oder nicht, hängt erstens von individuellen Verschiedenheiten des jeweiligen Organismus, zweitens von der Art und Konzentration der Keime und schließlich von der Art und Lokalität der Injektion ab. Die vom Individuum abhängige Verschiedenheit konnte man am besten im Felde bei den Massenimpfungen gegen Typhus beobachten, wo bei gleicher Verwendung eines und desselben Vaccins von völliger Reaktionslosigkeit bis zu schwersten örtlichen und allgemeinen Reaktionen alle Stufen der Reaktion zur Beobachtung kamen.

Was die Abhängigkeit von den Vaccinen selbst betrifft, so reizen im allgemeinen alte, abgelagerte, durch Autolyse veränderte Vaccinen viel stärker, besonders Typhus- und Colivaccinen, als frische. Auch ist für allerdings wenige, besonders empfindliche und zu Erythemen und dergleichen neigende Personen der geringe, den Vaccinen meist beigegebene Karbolzusatz schon ausreichend, um örtliche Reaktionen hervorzurufen. Fast alle Vaccinen, bei denen die Bakterien vorher einer Trocknung unterworfen waren, oder die aus ausgelaugtem Bakterieneiweiß bestehen, geben starke Lokalreaktion. Bei anderen, z. B. Typhus-, Coli-, Dysenterievaccinen usw., die infolge ihrer Giftigkeit an und für sich schon lokale Entzündungen hervorrufen können, ist natürlich auch die Stärke der Konzentration maßgebend, wogegen Staphylo-, Strepto- und Gonokokken selbst in Milliardenkonzentration kaum jemals nennenswerte lokale oder allgemeine Erscheinungen erzeugen, wenn langsam angestiegen wurde. Im Handel befinden sich einzelne Vaccinen, die nicht nur, wie erwähnt, chemische Beimengungen, sondern auch Eiweißabbauprodukte enthalten, die in den Kulturen entstanden und z. B. durch Einengen von Bouillonkulturen (eine in Frankreich sehr übliche Methode), angereichert sind. Diesen Substanzen entsprechen dann oft starke lokale und allgemeine Reaktionen, die häufig in völliger Verkennung dessen, was wir mit der Vaccinetherapie erreichen wollen, als günstiges Vorzeichen für die zu erwartende Wirkung der Vaccine ausgelegt werden.

Was die Art der Applikation betrifft, so sind lokale Reaktionen bei intravenöser Injektion am wenigsten zu fürchten, um so heftiger können aber die Allgemeinreaktionen sein, falls solche überhaupt durch die betreffende Vaccine hervorgerufen werden. Bei subkutaner oder intramuskulärer Anwendung muß man vor allem die unmittelbare Nähe von Fascien und Periost, z. B. die Vorderseite der Unterschenkel als Injektionsstelle meiden und vorwiegend solche Stellen wählen, an denen das entsprechend ausgebildete Unterhautzellgewebe oder die Stärke der Muskulatur die Anforderung einer subkutanen oder intramuskulären Injektion auch rechtfertigen.

Außer der lokalen oder allgemeinen gibt es noch sogenannte Herdreaktionen. Lokal können nach der Injektion Erytheme, schmerzhafte Schwellungen, Infiltrate usw., ja selbst wie bei Neutuberkulin sterile Abszesse entstehen, deren Behandlung eine rein symptomatische sein wird.

Die allgemeinen Reaktionen äußern sich in Temperaturanstieg, Kopfschmerzen, Schwindel und Unwohlsein, manchmal gefolgt von Hautausschlägen in Form einer universellen Urtikaria. Erstere werden am besten durch öftere Darreichung kleiner Pyramidongaben bekämpft.

Die sogenannten Herdreaktionen können verschieden sein. Einmal kann unmittelbar auf die Injektion oder erst im Gefolge der Immunisierung am eigentlichen Herd der Erkrankung eine deutliche Reaktion beobachtet werden, so z. B. bei Drüseneiterung eine ganz auffallend gesteigerte und vermehrte Sekretion, eine Erweichung der Herde, z. B. bei Trichophytien, oder ein Erhärten und Nichtausreifen frisch aufgeschossener Furunkel usw. Es können aber auch andere krankhafte Stellen im Körper, die mit der bestehenden Erkrankung, gegen die wir immunisieren wollen, in gar keinem Zusammenhang stehen, mitgereizt werden. So z. B. wenn im Verlaufe einer Furunkulose oder Colicystitisbehandlung Iris, Lunge, Nierengewebe Mitbeteiligungen kranker Herde aufweist, die wir durch den zu setzenden Impuls für die Immunisierung durch die Vaccination gar nicht treffen wollten.

Dies letztere ist häufig eine unerwünschte Nebenerscheinung, die auch im allgemeinen beim Vaccinieren seltener in Erscheinung tritt, uns aber immer ein Indikator dafür ist, daß wir beim speziellen Falle zu hohe Dosen der Vaccine in Anwendung brachten. Das gleiche gilt auch für das Auftreten störender Allgemeinreaktionen, die wir ebenfalls nicht als einen erwünschten Faktor in den Rahmen der Vaccinebehandlung einfügen können.

Am ehesten sind noch lokale Reaktionen am Orte der Injektion, als von untergeordneter Bedeutung, weil individuell sehr verschieden und belanglos aufzufassen, immer vorausgesetzt, daß es sich nicht etwa infolge Unreinheit der Spritze oder der Vaccine um eine Infektion handelt. Erwünscht und mit ein Indikator für die bereits einsetzende oder in Fluß gebrachte Immunisierung sind uns nur jene Herdreaktionen, die sich an dem eigentlichen Krankheitsherde, gegen den wir ankämpfen, mehr oder weniger sichtbar abspielen. Es ist völlig falsch und eine Verwechslung mit gewissen Zielen der später zu besprechenden Proteinkörpertherapie, wenn man für den zu erwartenden Erfolg einer Vaccinetherapie als Gradmesser das Auftreten von Fieber ansieht, wie dies immer und immer wieder von einigen praktischen Ärzten geschieht. Fieber ist im Verlaufe der Vaccinetherapie eine ungewollte Allgemeinreaktion, und sein Auftreten steht in gar keinem nachweisbaren Verhältnisse zur immunisatorischen Kraft einer Vaccine.

4. Indikationen für die Vaccinetherapie.

Die Frage, wann man günstige Aussichten auf Erfolge der Vaccinetherapie hat, mit anderen Worten, bei welchen Erkrankungen diese angewendet werden soll, läßt sich dahin beantworten, daß bei den meisten Erkrankungen, die eine infektiöse Ursache haben, diese Therapie am Platze ist. Der Erfolg ist aber vorweg bei den verschiedenen Erkrankungen nicht gleich zu setzen und überdies abhängig von der Art der angewendeten Vaccine und der Reaktionsfähigkeit des behandelten Individuums, was man sich immer vor Augen halten muß.

Im allgemeinen ist die Anwendung von Vaccinen kontraindiziert bei Herzmuskelentartungen, und bei akuten oder chronischen Nephritiden dürfen die Injektionen nur mit großer Vorsicht und mit kleinen Dosen beginnend subkutan oder intramuskulär, niemals intravenös vorgenommen werden. Am wenigsten Aussicht auf Erfolg bietet die Vaccinetherapie bei alten oder marantischen Individuen, weil diese keine oder nur ganz geringe Mengen von Schutzstoffen zu erzeugen vermögen. Auch bei ganz akut verlaufenden lokalen infektiösen Prozessen, z. B. am Auge oder Ohr usw., und ebenso wahrscheinlich bei akuter Sepsis kann die Vaccinetherapie im eigentlichen Sinne ihrer Bedeutung keine Wirkung ausüben, denn diese Erkrankungen nehmen gewöhnlich vor Ablauf jener Zeitperiode im günstigen oder ungünstigen Sinne ihren Ausgang, die im allgemeinen für die Ausbildung von Schutzstoffen erforderlich ist. Ausgenommen sind jene Fälle von allgemeiner Sepsis, wo zwar Schutzstoffe vorgebildet sind, aber nicht in entsprechender Weise in die Blutbahn abgeschwemmt werden. Dieser Vorgang kann in seltenen Fällen durch eine Vaccineinjektion mit einem Schlage in Fluß gebracht werden, denn nur so können wir uns die oft frappierenden Erfolge bei Sepsis vorstellen. Aber die Vaccine wirkt in solchen Fällen schon eigentlich mehr im Sinne einer Plasmaaktivierung, einer Eiweißtherapie, und wir werden bei Besprechung dieses Kapitels besonders auf diese Erkrankungen zurückkommen.

Nach diesen Einschränkungen kann man wohl allgemein die Anwendung der spezifischen Vaccinen, besonders der Autovaccinen empfehlen, da sie unter obigen Voraussetzungen bei entsprechender Dosierung niemals Schaden, in den meisten Fällen aber Heilung bringen oder einen wesentlichen, unterstützenden Faktor der übrigen therapeutischen Maßnahmen ausmachen werden.

Autovaccinen können natürlich nur dort in Anwendung gebracht werden, wo es der Verlauf der Erkrankung gestattet, d. h. genügend Zeit für deren Bereitung, die immerhin 2 bis 3 Tage in Anspruch nimmt, vorhanden ist. In manchen Fällen, z. B. bei Erysipel, ist es daher angezeigt, sofort mit hohen Dosen einer Erysipellagervaccine zu beginnen, bis die Autovaccine fertiggestellt ist.

Es kann dem Rahmen dieses Büchleins nicht eingepaßt werden, alle jene Erkrankungen im einzelnen durchzusprechen, bei denen und in welcher Art die Vaccinebehandlung angezeigt wäre. Ich will deshalb nur einige mir wichtiger erscheinende und dem Praktiker vielleicht wertvollere Kapitel herausgreifen. Gewisse infektiöse Erkrankungen der Haut, die oft allen anderen therapeutischen Maßnahmen trotzen, sind der Heilung der Vaccinebehandlung am zugänglichsten. Die Haut ist ein Organ für sich, sie stellt eine Art Filter dar und ist bestrebt, infektiöse Prozesse in sich zu lokalisieren. Ich habe darüber an anderer Stelle ausführlicher gesprochen und gerade dabei unsere theoretische Auffassung über die Wirkung der Vaccine zur Anregung der Schutzstoffproduktion trotz bestehender Infektion zu begründen versucht, weil die Hauterkrankungen vor allem am lokalisiertesten, am abgeschlossensten sind. Hieher gehören Abszesse, hervorgerufen durch Strepto- oder Staphylokokken usw., chronische Furunkulose, Akne, Sykosis, Trichophytie, Ekzeme, Erysipele, Ulzerationen usw. Sie alle sind dankbare Gebiete für die erfolgreiche Anwendung der Vaccine.

Auch Periosterkrankungen, Osteomyelitiden, besonders aber Arthritiden, und unter diesen wieder vorzugsweise die gonorrhoischen Affektionen heilen oft überraschend oder zeigen wesentliche Besserungen nach durchgeführter Vaccinetherapie.

Den infektiösen Prozessen des obersten Verdauungstraktes, dem Munde und der Rachenhöhle, wendet sich in der jüngsten Zeit unser ganz besonderes Interesse zu, da die moderne Auffassung dahin geht, daß eine ganze Reihe nachfolgender schwerer septischer Erkrankungen auf primäre Erkrankungen dortselbst zurückgeht. Insbesondere ist die amerikanische medizinische Schule der Ansicht, daß bestehende Alveolarpyorrhoen oder Eiterungen der Zahnwurzeln die Ursache für infektiöse Gelenks-, Blinddarm-, Nierenentzündungen, Endocarditiden und Myocarditiden, Thrombophlebitis, Stirn- und Nebenhöhleneiterungen usw. abgeben. Wir neigen wiederum mehr der Annahme zu, daß die Grundursache vieler, wenn nicht der meisten dieser Erkrankungen auf Tonsillitis und Peritonsillitis zurückzuführen sei, und daß besonders gefährdet jene Personen seien, die zu derartigen Affektionen, vor allem Angina, inklinieren. Dieser Auffassung entsprechend wird in erster Linie die chirurgische Behandlung, also die Exstirpation empfohlen, und erst in jenen Fällen, wo diese entweder nicht ausgeführt werden kann oder nicht zum gewünschten Erfolge führt, hätte die Vaccinebehandlung in ihre vollen Rechte zu treten. Soweit meine Erfahrungen reichen, sind die Aussichten der Vaccinebehandlung bei alveolarpyorrhoischen Prozessen im Gegensatz zu vielen anderen Angaben sehr gering und wenig aussichtsreich. Ist doch auch nach Auffassung vieler Zahnärzte die Alveolarpyorrhoe ein sekundärer Prozeß, der sich erst auf Grund von anderen primären Ursachen hinzugesellt, und deren Bestand von diesen letzteren, wie Zahnfleischatrophien, Zahnstein usw. abhängt. Wenn diese Deutung richtig ist, dann kann bei Fortbestand und ohne Ausschaltung dieser eigentlichen Ursachen auch das sekundäre Leiden, die Pyorrhoe nicht beseitigt werden, auch nicht durch Anwendung einer Vaccine. Ähnlich würde das Verlangen, die Verjauchung eines Carcinoms, oder die sekundäre bakterielle Verunreinigung primär turberkulöser Geschwüre usw. durch Vaccine auszuheilen, umsonst gestellt werden, solange das primäre Leiden der sekundären Ansiedlung von Mikroorganismen ständig einen günstigen Boden schafft.

Dagegen bietet die Behandlung einer Tonsillitis vorweg viel günstigere Aussichten auf Erfolg, wenn es sich um einen Mangel lokaler Immunität in den Mandeln handelt, weniger, wenn die Wiederkehr anginöser Prozesse auf Anomalien des Gewebes beruht. Dieser Behandlung muß natürlich eine exakte bakteriologische Untersuchung vorausgehen, und es sollte Autovaccine angewendet werden.

Gar nicht selten sieht man im Gefolge von Tonsillektomie, oder trotz derselben späterhin septisches Fieber, Nieren- oder Herzaffektionen, Arthritiden, Neuritiden usw. auftreten, weil die Keime aus den Tonsillen schon in tiefere Gewebspartien eingedrungen waren oder schon in die Blutbahn verschwemmt wurden und dann im Nierenfilter oder den Herzklappen hängen geblieben sind. Jeder Bakteriologe weiß, wie schwierig es ist, in der Folge bei einer Endocarditis lenta, oder bei septischen Gelenksaffektionen den Erreger festzustellen und zu züchten, obwohl dies vorher leicht aus den exstirpierten Mandeln geglückt wäre. Man findet viel häufiger, als man vorweg annehmen darf, in den Mandeln kleine bis zündholzkopfgroße Abszesse, die ausschließlich Streptokokken enthalten. Deshalb sollte jeder Tonsillektomie die bakteriologische Untersuchung angeschlossen werden, um entweder für schon bestehende oder etwa nachfolgende septische Prozesse, die so oft mit den Tonsillen in Beziehung stehen, den Stamm für eventuellen Gebrauchsfall zur Autovaccinenbereitung vorrätig zu haben.

a) Typhus und Ruhr.

Von den verschiedenen infektiösen Darmleiden, über deren prophylaktische Impfung ich eingangs schon allgemein gesprochen habe, interessieren uns vor allen Dingen Typhus und Ruhr. Was den Typhus betrifft, so besteht in Bezug auf die therapeutische Anwendung der Vaccine, sowohl was diese selbst als auch ihre Dosierung und das Injektionsintervall betrifft, keine einheitliche Auffassung. Allgemein scheint man von den ursprünglich verwendeten niedrigen Dosen abgegangen zu sein und höhere, etwa 200 bis 300 Millionen pro Kubikzentimeter in Anwendung zu bringen, und soweit meine Erfahrungen reichen, eignet sich am besten die von Besredka eingeführte, aus lebenden, mit Pferdeserum sensibilisierten Bazillen bestehende Vaccine für intravenöse Injektion. Als Indikator für die Behandlung benützt man die Beeinflussung der Fieberkurve und des Sensoriums. Bringt man erstere zum Sinken und wird letzteres freier, so kann man mit der nächsten Injektion zuwarten, sonst injiziert man nach 48 Stunden neuerdings. Gewarnt sei vor der Verwendung der mit menschlichen Rekonvaleszenten-Serum sensibilisierten Typhusvaccine, bei deren Anwendung wir im Kriege traurige Erfahrungen gemacht haben.

Im allgemeinen kann die Anwendung der Typhusvaccine zu therapeutischen Zwecken vorwiegend bei frischen Fällen und bei gutem Zustande des Herzens empfohlen werden. Die zur Befreiung der Dauerausscheider von den Typhusbazillen empfohlene, durch längere Zeit fortgesetzte Impfung hat im allgemeinen wenig Erfolge aufzuweisen, wenngleich über einzelne günstige Ergebnisse berichtet wird. Auch die manchmal im Gefolge von Typhus auftretenden periostalen Abszesse sind der Vaccinetherapie nur in seltenen Fällen zugänglich. Es ist natürlich selbstverständlich, daß jeder Vaccinebehandlung eine bakteriologische Untersuchung, ob Typhus oder Paratyphus vorliegt, vorausgehen soll.

Für die therapeutische Typhusbehandlung mit Vaccinen eignen sich Lagervaccine wahrscheinlich ebenso gut wie Autovaccine, und wir werden bei Besprechung der Proteinkörpertherapie sehen, daß die Wirkung dieser Vaccine wahrscheinlich überhaupt von einem anderen Gesichtspunkt aus anzusehen ist, da man ähnliche Erfolge auch ohne spezifische Vaccine mit anderen Mitteln erzielen kann.

Die prophylaktische Impfung, die am besten durch 2 bis 3 Injektionen in 5 tägigen Intervallen mit 250 bis 500 Millionen Keimen, die durch Karbol abgetötet, bzw. sehr abgeschwächt sind, durchgeführt wird, sollte niemals unterlassen werden, wo Gefahr der Infektion besteht. Ähnliches gilt für Cholera.

Die Vaccinebehandlung bei Ruhr wird vorwiegend zu prophylaktischen Zwecken, seltener zu therapeutischen, und besonders gegen sehr chronische, hartnäckige Fälle verwendet und dann am besten mit der aus dem autogenen Stamm bereiteten Autovaccine durchgeführt. Die Herstellung der aus den giftigen Shigabazillen bestehenden

Vaccine ist kompliziert und bezweckt, bei Erhaltung der immunisierenden Kraft, doch die toxische Komponente nach Möglichkeit auszuschalten.

Die therapeutische Vaccinebehandlung erfordert während derselben sorgfältige Beobachtung der Darmerscheinungen.

Eine Vaccinebehandlung der verschiedenen Formen von Colitis, insbesondere der muküsen, kann als unterstützende Therapie wertvolle Dienste leisten, aber nur dann, wenn vorher die primären Ursachen, besonders wenn diese anatomischer Natur sind, wie Uterusverlagerungen usw., beseitigt wurden.

b) Erkrankungen der Atmungsorgane.

Von vielen der zu bestimmten Jahreszeiten bei manchen Menschen immer wiederkehrenden katarrhalischen Affektionen gewisser Anteile des obersten Respirationstraktes, insbesondere des Nasen- und Rachenteiles, nimmt man an, daß sie in einem lokalen Mangel an Immunstoffen gegen gewisse Erreger begründet seien. So hat man unter anderem beobachtet, daß gelegentlich des epidemischen Auftretens von Pneumonien manche Menschen jedesmal an heftigsten katarrhalischen Erscheinungen der Schleimhäute des obersten Respirationstraktes erkranken, und fand auf diesen und im Sekrete ausschließlich Pneumokokken. Ähnliches gilt zu Zeiten von Grippe und epidemischem Schnupfen. Bei derartigen Patienten ist eine Vaccinebehandlung entsprechend den Ergebnissen exakter bakteriologischer Untersuchung häufig vom besten Erfolge begleitet. Dagegen wäre es völlig verfehlt, diese Behandlung für gelegentliche akute katarrhalische Erkrankungen, zu deren Behandlung der allgemeine Arzneischatz genügende Mittel aufweist, zu verallgemeinern, oder bei solchen chronischen Erkrankungen, z. B. des Nasen-, Rachenraumes und Kehlkopfes in Anwendung zu bringen, wo bestehende äußere Schädlichkeiten, meist beruflicher Art, diese verursachen und unterhalten.

Über die Behandlung der Lungenentzündung mit Vaccinen ist schon viel berichtet worden. Die sicher größte Zahl dieser Erkrankungen wird durch den Pneumococcus pneumoniae hervorgerufen oder zu Zeiten von Grippeepidemien, durch Influenzabazillen und seine Trabanten. Seltener ist die durch den Friedländerschen Bazillus bedingte Form. Obgleich für den ungünstigen Ausgang vieler Pneumonien ganz sicher außer den Veränderungen, die der ganze Krankheitsprozeß in rein mechanischer Beziehung für die Herzmuskelleistung mit sich bringt, die Endotoxine der Pneumokokken verantwortlich zu machen sind, wirken die Vaccinen aus abgetöteten Pneumokokken erfahrungsgemäß wenig toxisch. Die zahlreich mitgeteilten günstigen Erfolge der Vaccine, besonders der Autovaccinetherapie sind mit ihrer möglichst frühzeitigen Anwendung, u. zw. im sogenannten Ausschoppungsstadium verbunden. Die Erreger lassen sich aus dem Sputum oder Blut gewöhnlich leicht züchten. Man injiziert bei Pneumokokkenpneumonie sofort 25 bis 50 Millionen einer Lager- oder Autovaccine intramuskulär oder subkutan und wiederholt die Dosis nach 24 bis 48 Stunden, wenn keine deutliche Reaktion eingetreten war.

Für die Behandlung der im Gefolge von Grippe auftretenden Pneumonien, die sehr häufig einen viel schleppenderen Verlauf nehmen, oft längere Zeit hindurch ungelöst bleiben, eignet sich nach eigener Erfahrung die schon in anderen Ländern mit gutem Erfolge ausgeprobte Grippevaccine, bestehend aus Mischungen von Influenza, Pneumokokken- und Streptokokkenstämmen, die aus gleichen oder ähnlichen Fällen gezüchtet wurden. Ihre Anwendung ist subkutan oder intramuskulär in jedem Stadium der Erkrankung indiziert und stoppt oft das Fortschreiten derselben in ganz überraschender Weise ab.

Die durch B. Friedländer hervorgerufenen Lungenprozesse scheinen der Vaccinebehandlung weniger zugänglich zu sein, was möglicherweise mit der schweren Resorbierbarkeit des mit einer dicken Schleimkapsel umhüllten Bakterieneiweißes zusammenhängt.

Die gefürchteten Bronchopneumonien der Kinder sind wegen der großen Schwierigkeiten, einen zur Untersuchung geeigneten Auswurf zu erhalten, der Vaccinetherapie sehr entrückt. Zu Zeiten von Influenzaepidemien sollte man Grippelagervaccine verwenden, da Kinder, dies sei nochmals erwähnt, ausgezeichnete Antikörperbildner sind, und die Angst mit Vaccinen bei ihnen Schaden zu stiften, ganz unberechtigt ist.

Es gibt eine bestimmte Form des bronchialen Asthmas, bei der man in dem im Anfalle ausgeworfenen Sputum fast ausschließlich und massenhaft Streptokokkenketten findet. Die erfolgreiche Behandlung dieser Form von Asthma besteht einzig und allein in der entsprechenden Autovaccinetherapie.

Was die Behandlung der tuberkulösen Erkrankungen mit Tuberkelbazillen-Vaccine betrifft, so muß auf die spezielle Literatur verwiesen werden, weil deren Besprechung einen zu breiten Raum einnehmen würde.

c) Harn- und Geschlechtsorgane.

Die Erkrankungen der Harn- und Geschlechtsorgane bieten der Anwendung der Vaccinebehandlung ein weites Feld. Wenn wir von gonorrhoischen Infektionen zunächst absehen, dürfte im Vordergrunde in bezug auf Häufigkeit die Colicystitis stehen, die sowohl im Kindesalter als auch im späteren Leben bei beiden Geschlechtern angetroffen wird. Es ist noch absolut ungeklärt, wie diese Infektion der Harnorgane, u. zw. in den meisten Fällen durch Bacterium coli, zustande kommt. Während eine Reihe von Forschern alle derartigen Infektionen als Schmierinfektionen schlechtweg, also als eine Infektion von außen durch die Urethra ansehen, steht die andere Gruppe auf dem Standpunkte der hämatogenen oder lymphogenen Invasion dieser Keime. Ich glaube, daß beide Ansichten zu Recht bestehen können. Bei Kindern können unter besonderen Umstände Colikeime in die Blut- oder Lymphbahnen vom Darm aus einwandern, finden wir doch bei kachektischen Kindern manchesmal selbst im Rückenmarkskanal Colibazillen vor. Die so häufig beim Erwachsenen vorgefundenen, bei kleinen Kindern im Blute fehlenden Agglutinine gegen B. coli weisen ebenfalls darauf hin, daß während des Lebens wiederholt Coliattacken überstanden wurden, bei denen sicherlich vom Darm aus Collibazillen in die Lymph- und Blutbahn übergetreten sein müssen. Damit sei natürlich keineswegs negiert, daß sehr viele, vielleicht die Mehrzahl der kindlichen Colicystitiden und Pyelitiden auf dem Wege der Schmierinfektion zustande kommen können.

Bei Frauen dürfte wohl der größte Teil dieser Erkrankung eine Schmierinfektion sein, dafür spricht schon die Häufigkeit und das oft plötzliche Auftreten im Anschlusse an Menstruation. Es ist ja auch ohneweiters klar, daß gerade zu Zeiten der Menstruation, durch das Tragen der Binden dem Entstehen einer Schmierinfektion durch Bacterium coli besonderer Vorschub geleistet wird. Immerhin aber sehen wir manchmal bei ausgesprochenen Retroflexionen des Uterus, die zu hochgradigsten Kotstauungen führen, Colicystitiden, ja sogar primär erscheinende Nephritiden auftreten, die bei Vorhandensein solcher primärer Leiden, die Möglichkeit einer Invasion von Colikeimen durch die meist entzündlich veränderte Schleimhaut des Dickdarmes und durch die Lymph- oder Blutbahnen in die Harnwege nicht unwahrscheinlich erscheinen lassen.

Auffallend ist für die Cystitis der Männer die große, fast zur Regel gehörende Häufigkeit vorangegangener Gonorrhoe, meist mit Komplikationen der Prostata oder Samenbläschen. Daß die durch gonorrhoische Prozesse veränderte und ihrer natürlichsten Schutzwaffe beraubte Schleimhaut der Urethra der Invasion von Colikeimen weniger Widerstand entgegensetzen, ja manchmal direkt Vorschub leisten wird, darf wohl angenommen werden. Ebenso verständlich ist es, daß bei chronischer Gonorrhoe der Prostata und Samenbläschen den Colikeimen in dem ohnehin entzündlichen Gewebe die Lebensbedingungen nicht allzu schwer gemacht werden dürften, sehen wir doch auch Proteus, verschiedene andere Bakterien und Kokken sich auf diesem kranken Boden ansiedeln, und zur Entwicklung infektiöser Cystitiden und Pyelitiden beitragen. Es ist mir mehrmals und in verschiedenen Fällen von Colicystitis gelungen, im exprimierten Prostatasekrete noch Gonokokken nachzuweisen, obwohl die Infektion angeblich ein Jahrzehnt und weiter zurück lag. Das Gefährliche der Colicystitis erblicke ich aber darin, daß sie vielfach der Invasion von Staphylokokken und Streptokokken Vorschub leistet, und damit beginnt erst die eigentliche Gefahr der aufsteigenden Pyelitis und Pyelonephritis. Zu erwähnen wären noch jene Cystitiden, deren Ursachen wie oftmaliger Katheterismus, Verweilkatheter usw. ohneweiters bekannt sind.

Diese Vorausschickung war notwendig und wird ohneweiters erklären, warum die Vaccinetherapie bei Frauen in so sehr vielen Fällen, besonders wo das Leiden auf Schmierinfektion beruht, zu so schönen und oft schon nach kurzer Behandlung erkennbaren Erfolgen führt, warum sie weniger Aussicht bietet, wenn bestehende hochgradige anatomische Verlagerungen des Uterus oder sonstige entzündliche Erscheinungen des Genitales ihrer Wirkung entgegenstehen.

Es wird auch ohneweiters verständlich sein, weshalb eine Cystitis des Mannes, bei der die primäre Ursache in chronisch entzündlichen Prozessen der Prostata oder Samenbläschen zu suchen ist, vorweg weniger Erfolg versprechen wird als wenn dies nicht der Fall ist. In derartigen Fällen sollte man immer eine aus dem autogenen Colistamm hergestellte Autovaccine mit hohen Dosen Gonokokken mischen, oder eine Gonokokkenvaccinetherapie vorausschicken, denn die Erfolge scheinen dann bessere zu sein. Ist es einmal zur aufsteigenden Infektion, der Pyelitis oder Pyelonephritis gekommen, so finden wir dem B. coli fast immer Staphylo- oder Streptokokken, seltener Gonokokken zugesellt. Nur bei Kindern lautet der Befund öfters auf Coli allein, ja es kann sogar die Pyelitis das primäre, die Cystitis das sekundäre Leiden sein, was für das Zustandekommen auf hämatogenem Weg in solchen Fällen sprechen würde.

. Es ist klar, daß die den entsprechenden Mikroorganismen entsprechenden Vaccinen, insbesondere Autovaccinen zu verwenden sind, wobei beachtet werden muß, daß die Colivaccine eine der wenigen ist, die wegen ihrer Giftigkeit mit Vorsicht, insbesondere bei bestehenden Nierenaffektionen anzuwenden ist. Nicht alle Colistämme sind gleicherweise giftig, aber doch genügende von ihnen, eine Eigenschaft, die man den betreffenden Stämmen nicht ohneweiters ansieht, dazu müßte man komplizierende Tierversuche ausführen, denn Colibazillen sind auch im abgetöteten Zustande giftig. Ich würde deshalb niemals dazu raten, Colivaccinen intravenös anzuwenden, besonders wenn an der Krankheit die Niere mitbeteiligt ist, man erlebt sonst manchmal unangenehmste Zwischenfälle, wie schwere Schüttelfröste, heftige

Schmerzen in den Nierengegenden, Albumen, Blutungen usw., die oft schon unmittelbar auf die Injektion und in vehementer Form auftreten können. Diese Giftigkeit des B. coli ist auch in der Dosierung für subkutane oder intramuskuläre Injektion stets zu berücksichtigen, soll diese ohne Schaden für den Patienten und unangenehme Zufälle für den Arzt zur Durchführung kommen. Beginnt man aber mit kleineren Dosen und steigt langsam unter entsprechender Kontrolle der Reaktion des Patienten, dann kann die Colivaccine auch bei Mitbeteiligung der Niere am Krankheitsprozesse ohne jede Befürchtung zur Anwendung zu kommen. Ist die Niere nicht mitbeteiligt, wie z. B. zu Beginn der Erkrankung oder bei den meisten Colicystitiden der Frauen, dann fällt diese fürsorgliche Besorgnis ohnehin zum allergrößten Teile fort. Im allgemeinen soll bei schwereren Prozessen der Erwachsenen und der Behandlung von Kindern mit 1 bis 10 Millionen Keimen im Kubikzentimeter begonnen werden, und bis zu 100 bis 250 Millionen angestiegen und in 4 bis 6tägigen Intervallen die Injektionen vorgenommen werden. Höhere Dosen als 500 Millionen im Kubikzentimeter sind für Colivaccine nicht zu empfehlen. Bei unkomplizierten Cystitiden kann die Behandlung mit 50 bis 100 Millionen begonnen werden. Das Injektionsintervall für die letzten Dosen soll 14 Tage bis einen Monat betragen, und diese Therapie durch längere Zeit fortgesetzt werden.

Was die Behandlung der gonorrhoischen Infektionen mit Vaccinen betrifft, so kann man die akuten Stadien als hiefür nicht geeignet, ausschließen, ausgenommen Komplikationen wie die Epididymitis usw., deren Behandlung aber auch dann, wenn sie mit Vaccine erfolgt, in das Gebiet der Proteinkörpertherapie fällt. Um so aussichtsreicher und oft die einzig erfolgreiche Therapie ist die Vaccinebehandlung chronischer Fälle, insbesondere bei Mitbeteiligung der Adnexe, der Prostata, Samenbläschen, Pyelitiden usw. Die chronischen Urethritiden, Cervikal- und Uteruskatarrhe, werden in Amerika, Frankreich, England usw. schon lange Zeit mit sogenannten Mischvaccinen erfolgreich behandelt. Diese letzteren sind Autovaccinen, bestehend womöglich aus dem autogenen Gonokokkenstamm und den sekundär auf der chronisch entzündlichen Schleimhaut wuchernden und im Kulturverfahren festgestellten und kultivierten übrigen Mikroben. Es ist nämlich mehr als wahrscheinlich, daß der anfangs durch Gonokokken hervorgerufene entzündliche Prozeß in weiterer Folge auf der nun einmal veränderten Schleimhaut später durch hinzutretende pyogene Bakterien in chronischer oder subakuter Form aufrecht erhalten wird. Bucura verwendet in Wien eine eigens nach seinen Erfahrungen bereitete Lager-Mischvaccine mit bestem Erfolge dort, wo die Herstellung von Autovaccinen auf Schwierigkeiten stößt. Er erhöht ihre Wirkung durch Beigabe von Mirion. Die Gonokokkenvaccinen sollen immer frisch und in hohen Konzentrationen zweckmäßig intravenös, die Mischvaccinen, je nach ihrer Art intravenös oder subkutan injiziert werden.

d) Septische Prozesse.

Von den Erkrankungen der Blut- und Lymphwege, soweit diese septischer Natur sind, haben wir zwei Formen zu unterscheiden, die akute, bei welcher die Bakterien vom Herde der Infektion rasch in die Blut- oder Lymphbahnen übertreten, sich in diesen vermehren und das Bild der allgemeinen Sepsis erzeugen, ferner jene chronischen Formen, wo die Infektionserreger, an einem bekannten oder unbekannten Herde lokalisiert, nur zeitweilig in die Blutbahn übertretend jene Krankheitsformen mit andauernden, häufig subfebrilen Temperaturen erzeugen, die dann so häufig zu Endocarditiden oder Nierenentzündungen führen. Hiefür kommen vorwiegend Zahnwurzeleiterung, Tonsillitis, chronische Gelenksaffektionen, Prostatitis, Infektionen von Lymph- und Milchdrüsen usw. in Betracht. Bei allen diesen Erkrankungen ist die Vaccinetherapie, wenn es gelingt, die Art des Erregers im Herde, oder wenn dieser unbekannt, im Blute festzustellen, am Platze.

Bei akuter Sepsis kenne ich einige schwerste Fälle, in denen als ultima ratio die Autovaccinetherapie angewandt wurde und sofortige kritische Entfieberung und baldige Genesung zur Folge hatte. Es sind dies sicherlich seltene Ausnahmen, und die Art, wie in solchen Fällen die Vaccine wirkt, ist uns schwer verständlich, doch will ich eine Erklärung bei Besprechung der Proteinkörpertherapie zu geben versuchen. Immerhin aber sollten die wenigen glücklichen Erfolge dazu führen, diese Versuche mit der entsprechenden Auto- oder Lagervaccine so oft als möglich zu wiederholen, die zu befürchtende Schädigung ist ja minimal, der Nutzen kann bei dem hiefür reaktionsfähigen Individuum das Leben bedeuten. Bei chronischer Sepsis (Vorsicht bei Herzmuskelentzündungen und bei Endocarditis) immunisiert man mit kleinen Dosen beginnend und durch längere Zeit hindurch ansteigend, je nach Art des Erregers, um Antikörper im gesunden Gewebe zu erzeugen. Bei florider Sepsis injiziert man 100 bis 200 Millionen Keime intramuskulär oder intravenös, eventuell nach 30 bis 36 Stunden noch einmal. Auch bei Adenitis und Lymphangitis akuten Drüsenabszessen (Achsel- und Schweißdrüsen) sollte die Vaccinebehandlung stets versucht werden; besonders erstere ist ein dankbares Feld.

e) Nase, Rachen, Ohr.

Über die Erkrankungen des Nasen-Rachenraumes und ihre Behandlung mit Vaccinen habe ich teilweise schon früher gesprochen, wie über

Tonsillitis und akute Katarrhe. Was die chronische Rhinitis und Eiterungen der Nebenhöhlen betrifft, so liegen hier die Verhältnisse insofern kompliziert, als die Flora sehr rasch und mannigfach wechselt. Die katarrherzeugenden Bakterien, die die ersten entzündlichen Erscheinungen hervorrufen, werden meist bald von pyogenen und halbparasitären Kokken und Bazillen verdrängt, und es bedarf oft mehrmaliger und exakter bakteriologischer Untersuchungen, bis man sich über die Art der anzuwendenden Vaccine schlüssig sein wird.

Bezüglich der Behandlung der Ozäna mit Vaccine muß ich auf die verschiedenen Spezialarbeiten verweisen; bemerken möchte ich nur, daß es wahrscheinlich ist, daß die Ätiologie dieser Erkrankung keine einheitliche ist, daß also das von Hofer und Kofler angegebene Verfahren nur dort von Erfolg begleitet sein kann, wo die Ursache der Erkrankung der Perezsche Kokkobazillus ist, und wo die Atrophie, d. h. der Krankheitsprozeß nicht schon so weit vorgeschritten ist, daß die bereits bestehenden anatomischen Schäden irreparable Veränderungen mit ihren zugehörigen Folgen bedingen.

Über die Behandlung des Rhinoskleroms mit Vaccinen fehlt mir jegliche Erfahrung. Allen berichtet über zwei günstige Erfolge, die, obwohl Kehlkopf und Glottis befallen waren, zur Rückbildung der Infiltration und Wiedererlangung der Arbeitsfähigkeit führten.

Unter den Erkrankungen des Ohres, deren Behandlung immer in erster Linie eine spezialistische sein wird, kommen vorwiegend die chronischen Prozesse für die Vaccinebehandlung in Betracht, da die akuten Formen wegen ihres raschen Verlaufes die Anwendung von Autovaccinen auf Grund bakteriologischer Untersuchung meist schon überholt haben. Es gibt allerdings Formen, z. B. Mittelohrentzündungen bei Scharlach, die ausschließlich von Scharlachstreptokokken hervorgerufen werden, und bei denen deshalb die sofortige Anwendung der entsprechenden Lagervaccine in hohen Dosen am Platz ist. Zur unterstützenden Behandlung von Mastoiditis ist die Vaccinetherapie ebenfalls geeignet, besonders dann, wenn sie rezidiviert oder chronischen Charakter annimmt, und wenn sie nicht durch Streptokokkus mucosus viridans hervorgerufen ist, bei welchem die Vaccinetherapie kaum Besserung bringt.

Es ist durch die angeführten Beispiele, die ja nur einen orientierenden Überblick geben sollen, das Verwendungsgebiet der Vaccinetherapie keineswegs erschöpft, da ja die meisten infektiösen Prozesse überhaupt die Vorbedingung für ihre erfolgreiche Anwendung bieten, und sie sollte schon deshalb in reichem Ausmaß durchgeführt werden, weil sie an sich völlig gefahrlos in so sehr vielen Fällen außerordentlichen Nutzen bringen kann. Diese Therapie wird sich auch niemals an die Stelle der erfahrungsgemäß notwendigen chirurgischen oder spezialistischen Maßnahmen setzen, aber gerade in solchen Fällen als unterstützender Faktor in der ganzen Behandlung von allerwesentlichstem Werte sein und bleiben.

II. Die Serotherapie.

1. Bakterientoxine und ihre Wirkung.

Wir verwenden in der Medizin nicht nur die Bazillenleiber oder ihr Eiweiß, sondern auch die Gifte, die gewisse Bakterien bilden. Mit den Giften stellen wir uns durch Immunisierung geeigneter Tiere einerseits die Schutzsera oder Heilsera her, anderseits benützen wir sie zu therapeutischen, vorwiegend allerdings zu diagnostischen Zwecken am Menschen selbst. Am bekanntesten sind die Pirquetsche Tuberkulin- oder die Schicksche Diphtheriereaktion, wobei im ersten Falle das Bakteriengift zur Prüfung auf bestehende Infektion, also zur Diagnosestellung, im zweiten zur Prüfung auf vorhandene oder fehlende Immunität verwendet wird.

Die therapeutische Verwendung des Tuberkulins ist ja heute allgemein in Gebrauch. Es ergibt sich nun ganz von selbst die Frage, weshalb wird denn nicht zur aktiven Immunisierung beim Menschen gegen jene Infektionskrankheiten, deren ursächliche Wirkung wir als eine Vergiftung des Organismus durch Bakterientoxin erkennen, mit diesen Toxinen selbst, soweit sie uns wenigstens bekannt und darstellbar sind, schreiten. Und nichts liegt wieder näher, als die Art der Bereitung der Heilsera zum Vergleiche heranzuziehen, bei welcher wir ja in so vielen Fällen denjenigen Tieren, die uns die therapeutisch wertvollen Heilsera liefern sollen, einfach die Bakterientoxine direkt einverleiben.

Die wesentliche Ursache, warum man sich zu diesem Schritte der aktiven Immunisierung am Menschen nicht ohneweiters entschließen kann, liegt vor allen Dingen darin, daß die Bakterientoxine einerseits so außerordentlich wirksam sind, daß sie selbst in kleinsten Dosen, die um ein Vieltausendfaches kleiner sein können als jene der stärksten Alkaloide, diese auch dann noch an Wirkung übertreffen können, während sie anderseits in ihrer Wirkung nicht allgemein durch Minimal- und Maximaldosen abgestuft werden können. Vielmehr würde die außerordentlich verschiedene Empfindlichkeit jedes einzelnen Menschen, sozusagen in jedem einzelnen Fall auch besondere individuelle Dosierung verlangen, die vorweg eine unbekannte Größe bleibt und, nicht berücksichtigt, in vielen Fällen schwersten Schaden stiften würde. Bei der Heilserumbereitung liegt die Sache ganz anders. Da im allgemeinen die Erreger der Infektionskrankheiten der Menschen für Tiere gar nicht oder nur wenig pathogen sind, ist es uns infolgedessen auch sehr erleichtert, bei der weit geringeren Empfindlichkeit der Tiere gegen die betreffenden Bakterientoxine, die zur Immunisierung notwendigen Dosen, ohne schwere Schädigung der Tiere, zur Anwendung zu bringen. Wir sind aber auch auf diesem Weg in neuester Zeit schon ein gutes Stück vorwärts gekommen, wie wir bei Besprechung der prophylaktischen Diphtherieschutzimpfung sehen werden.

Wenn wir nicht in irgend einer Form aktiv immunisieren können, suchen wir uns gegen die betreffende Erkrankung Heilsera durch Immunisierung von Tieren, vorwiegend Pferden, herzustellen.

Naturgemäß stoßen unsere Bestrebungen dort auf die größten Hindernisse, wo wir Erkrankungen vor uns haben, deren Erreger und Gifte uns noch vollkommen unbekannt sind, wie beispielsweise jene Gruppe, die wir die exanthematischen Erkrankungen nennen. Auch kennen wir nicht einmal die Ursachen, die deren Verlauf oft so wechselvoll beeinflussen können, daß einmal wie beim Scharlach schwerste oder mit Streptokokkeninfektionen komplizierte Krankheitsbilder im Vordergrunde der Epidemie stehen, ein anderes Mal wieder die Epidemien so milde verlaufen, daß man bei solchen Gelegenheiten es direkt als ein Glück bezeichnen kann, wenn sich empfängliche Personen zu dieser Zeit infizieren und so durch eine an sich leicht verlaufende Erkrankung doch eine Immunität fürs Leben erwerben.

2. Die Arten der Sera.

a) Mosersches Scharlachserum.

Gegen die so häufig durch Streptokokkeninfektionen komplizierten Scharlacherkrankungen erzeugen wir das Mosersche Scharlachserum, das als solches nur gegen die Streptokokkenerkrankungen, nicht aber gegen den Scharlach selbst gerichtet ist. Bei Scharlachepidemien wurde vielfach zu therapeutischen Zwecken die Bluttransfusion oder die Einspritzung von Blutserum solcher Personen empfohlen, die erst vor kurzem Scharlach überstanden hatten oder sich noch in Rekonvaleszenz befinden, weil man hoffte, auf diese Weise Immunkörper übertragen zu können. Es hat sich aber für Scharlach herausgestellt, daß der oft beobachtete gute Erfolg nicht auf einer spezifischen Therapie beruht, sondern daß er auch mit anderen Blutseren, u. zw. auch mit solchen normaler Menschen erzielt werden kann, und daß er im Sinne einer Eiweißtherapie nach Weichhardt als Protoplasma-Aktivierung aufgefaßt werden muß, wie wir später sehen werden. Das Mosersche Serum ist ein polyvalentes gegen Scharlachstreptokokken gerichtetes Pferde-Immun-Serum ohne desinfizierende Zusätze. Man injiziert 50 bis 100 cm^3 an ein oder zwei Stellen der Bauchdecke oder zwischen den Schulterblättern. Kindern unter 6 Jahren die Hälfte.

b) Streptokokkenserum.

Dieses ist ein polyvalentes, von Pferden gewonnenes Serum, die mit Streptokokkenstämmen immunisiert wurden, welche aus den verschiedensten Streptokokkenerkrankungen, wie puerperalen oder chirurgischen Infektionen, Erysipel usw. gezüchtet wurden.

Man injiziert 20 bis 100 cm^3 intramuskulär.

c) Grippeserum.

Die Grippe, wie sie sich uns in den letzten Jahren in ihren schwersten Formen zeigte, hat in manchen Perioden vieles mit denjenigen Erkrankungen gemein gehabt, die sonst durch sogenannte invisible, filtrierbare Vira hervorgerufen zu werden pflegen. Aber es hat auch jene Deutung vieles für sich, die dahin geht, daß es sich um eine Influenzaepidemie gehandelt habe, die ähnlich, wie manchmal Scharlachepidemien, durch das Hinzutreten besonders virulenter Streptokokkenarten kompliziert wurde, die ihrerseits das so häufig beobachtete Bild hämorrhagischer Septicämien verursacht haben. Dagegen scheint es heute wohl gesichert, daß die sogenannte Encephalitis lethargica durch ein invisibles Virus hervorgerufen wird, und mit der Influenza als solcher nicht identifiziert werden darf; sie stellt eine eigene Erkrankung dar. Das im Wiener Serum-Institute hergestellte Grippeserum wird ebenfalls von Pferden gewonnen, die mit Influenzabazillen und anderen Begleitbakterien, wie Strepto- und Pneumokokken, Mikrokokkus catarrhalis immunisiert wurden. Sämtliche Bakterien werden aus Grippesputen gezüchtet und verschiedene Stämme zur Immunisierung gemischt. Die Injektionen erfolgen zu 20 bis 50 cm^3 subkutan oder intramuskulär. Will man bei schweren Fällen intravenös injizieren, und dies gilt auch für die meisten anderen Sera, dann muß man sicher sein, daß der Patient nicht vorher mit Pferdeserum behandelt und dadurch anaphylaktisch gemacht wurde. Auf jeden Fall empfiehlt es sich, einige Stunden vor der intravenösen Injektion 1 cm^3 des Serums subkutan zu injizieren, um die anaphylaktischen Reaktionskörper abzusättigen und dadurch den Patienten möglichst unempfindlich zu machen. Um sich über den Zustand des Patienten zu überzeugen, kann man auch 0·1 cm^3 Serum intrakutan injizieren, und abwarten, ob eine allergische, eine Überempfindlichkeits-Reaktion auftritt, die sich in Rötung und Quaddelbildung an der Einstichstelle zu erkennen gibt. Nur wenn diese Probe nach Stunden noch völlig negativ bleibt, darf intravenös injiziert werden.

d) Diphtherieserum und Diphterietoxin.

Die Diphtherie wird ausschließlich durch Kontakt übertragen, kann als Erkrankung in Form **von** Schnupfen der Säuglinge schon im frühesten Alter auftreten und als solche leicht übersehen, von diesen Kindern ebenso wie durch klinisch geheilte Kranke, die oft lange Zeit Bazillenträger bleiben, auf die Umgebung übertragen werden. Das von den Diphtheriebazillen ausgeschiedene Gift ist ein echtes Bakterientoxin, d. h., wir können damit, wie Behring zeigte, künstlich immunisieren und die so mit dem Blutserum der immunisierten Tiere gewonnenen Schutzstoffe als Heilserum beim Menschen anwenden. Allerdings ist der Begriff Heilserum in seiner vollen Bedeutung nicht gültig, denn aus einmal durch das Diphtheriegift geschädigten Organen wird das dort verankerte Gift durch kein Heilserum mehr losgerissen, das Serum wirkt nur im Blute, indem es längere Zeit kreisend, die eintretenden Toxine bindet und entgiftet, bevor sie noch an giftempfindliche Organe gelangen können. Daraus folgt von selbst die Notwendigkeit der frühzeitigen Anwendung des Diphtherieheilserums in Form eines Schutzheilserums. Bei ausgebrochener Erkrankung sollten niemals weniger als 1500 Antitoxineinheiten injiziert werden, am zweckmäßigsten gibt man sofort 3000 bis 5000 Einheiten, in schweren Fällen sogar bis 10.000 Einheiten und darüber. Wenn diese Mengen in einem Fläschchen nicht enthalten sind[1]), so verwendet man den Inhalt zweier oder mehrerer Fläschchen. Dadurch erhöht sich allerdings die Möglichkeit des Eintrittes der Serumkrankheit, die sich in Urtikaria, heftigen Gelenksschmerzen usw. äußert, aber bei schwerster Diphtherie gegenüber dem Heilwert des Serums wohl in Kauf genommen werden muß. Nach Kassowitz und seinen Mitarbeitern soll man bei Kindern in mittelschweren Fällen 100, bei schweren Fällen 500 Antitoxineinheiten pro Kilogramm Körpergewicht injizieren.

Auch prophylaktisch kann das Diphtherieserum mit bestem Erfolge bei unmittelbar drohender Infektion Verwendung finden, doch hält die Schutzwirkung nur solange, u. zw. nur einige Tage an, als das Heilserum im Blutkreislauf sich erhält. Es genügen hiefür im allgemeinen 500 Antitoxineinheiten insgesamt, und man injiziert am besten Rinderoder Hammelserum, weil eventuell später, wenn die Diphtheritis trotzdem ausbrechen sollte, Pferdeserum zur Injektion gebraucht werden wird.

Da nämlich bei wiederholter Anwendung gleicher Sera — die meisten Heilsera sind ja Pferdesera — die Gefahr der Anaphylaxie, die meines Erachtens übrigens allgemein sehr überschätzt wird, besteht, werden auch Immunsera von Rindern und Hammeln gewonnen, um im Bedarfsfalle die Serumart wechseln zu können.

Wenn wir zu der schon öfters ventilierten Frage Stellung nehmen,

---

[1]) Das staatliche Wiener Serum-Institut gibt ganz verschiedenwertige Diphtheriesera aus, von denen das hochwertigste „G" 10.000 Antitoxineinheiten im Fläschchen enthält.

welche Art des Diphtherieheilserums, die hoch- oder mittelwertigen, zu besserem Erfolge führen, so kann nach dem Vorstehenden kein Zweifel darüber bestehen, daß bei rechtzeitiger Anwendung ausschließlich die Anzahl der mit jedem Kubikzentimeter einverleibten Antitoxineinheiten und ihre Avidität oder Bindungskraft, also die Hochwertigkeit, maßgebend sind. In solchen Fällen aber, wo Organe, wie etwa das Herz, schon vor der Einverleibung des Heilserums durch das Diphtheriegift geschädigt waren, da kann die Wirkung der mittelwertigen Sera zufolge der sie begleitenden zweiten, aber unspezifischen Komponente, nämlich der der größeren Serummenge entsprechende größere Eiweißgehalt im Sinne einer Eiweiß- und Reiztherapie leistungssteigernd auf das erkrankte Organ einwirken, eine Wirkung, die aber niemals gegen Bevorzugung hochwertiger Sera bei rechtzeitiger Einverleibung sprechen wird.

Das Diphtherieheilserum ist ein antitoxisches Serum, das wir dadurch gewinnen, daß wir Pferden das Diphtheriegift einverleiben. Unser Ideal wäre es nun, unter Einwirkung physikalischer oder chemischer Methoden ein solches Diphtheriegift herzustellen, das für den Menschen völlig ungiftig, dennoch unter Beibehaltung der immunisierenden Komponente, diesen nach der Einverleibung selbst zur Ausbildung der gegen das Gift gerichteten Schutzstoffe veranlassen würde.

Aber alle darauf gerichteten Versuche haben bisher fehlgeschlagen und doch wurde, wenn auch auf anderem Weg, bereits ein Erfolg erzielt. Der Altmeister der Diphtherieforschung, v. Behring, entgiftete das Diphtheriegift dadurch, daß er es mit antitoxischem Blutserum in solchem Verhältnisse mischte, daß nur ein ganz geringer Giftüberschuß in der Mischung unneutralisiert übrig blieb. Wenn v. Behring von diesen Gemischen geringe Mengen den Versuchspersonen einspritzte, so erwiesen sich diese schon nach kurzer Zeit als gegen das Diphtheriegift immun. Aber die Anwendung selbst dieses kleinen freien Giftüberschusses erschien für die Praxis wegen der außerordentlich verschiedenen Empfindlichkeit der einzelnen Individuen und auch wegen der Möglichkeit der Umlagerung, eventueller Ungleichheit der Präparate, als nicht unbedenklich, und da war es von großem Wert, als Löwenstein nachweisen konnte, daß auch mit Serum überkompensierte, demnach völlig ungiftige Diphtherie-Antitoxinmischungen Immunität erzeugen können. Löwenstein hat gemeinsam mit mir diese Methode auf Grund tierexperimenteller Erfahrungen genau ausgebaut und wir konnten auf diese Weise ein gleichmäßiges, haltbares Präparat herstellen, das bei seiner Prüfung auf der Kinderklinik Pirquet sich als völlig reaktionslos, ungiftig und doch immunisierend, also auch den Anforderungen der Praxis entsprechend erwies. Dieses Mittel wird auch schon vom Serotherapeutischen Institut der allgemeinen Anwendung zugeführt, und wenn es auch noch nicht das Ideal unserer Bestrebungen darstellt, ist damit doch schon ein guter Schritt nach vorwärts getan. Von ähnlichen Präparaten wird auch in Amerika schon lange weitestgehender Gebrauch gemacht. Ihre Anwendung ist besonders zu Zeiten drohender Infektionsgefahr zur prophylaktischen Immunisierung besonders bei schulpflichtigen Kindern angezeigt. Die Kinder werden auf Schicksche Reaktion geprüft, und alle, die positiv reagieren, der Impfung unterzogen.

Zur Prüfung, ob ein Kind von Haus aus Schutzstoffe gegen Diphtheritis hat oder nicht, dient nämlich die Schicksche Reaktion. Man injiziert zu diesem Zwecke etwas von der in den Handel gebrachten Diphtherietoxin-Verdünnung intrakutan und verfolgt die Reaktion. Während bei Mangel an Schutzstoffen die auftretenden entzündlichen Erscheinungen an der Injektionsstelle bis zu 48 Stunden ständig zunehmen und darüber andauern, klingen Pseudoreaktionen innerhalb dieser Zeit ab, fehlt die entzündliche Reaktion überhaupt, so besitzt dieser Organismus sicher Schutzstoffe.

e) Ruhr-, Tetanus-, Meningokokken und andere Sera.

Unbestritten ist der günstige therapeutische Erfolg des Heilserums gegen die giftige Form der Ruhr, die durch den Kruse-Shigaschen Bazillus verursacht wird. Nicht nur die sonst nachweisbaren schädlichen Einwirkungen des Dysenterietoxins werden vermindert und paralysiert, auch eine günstige Allgemeinwirkung auf den Kranken, insbesondere die Milderung des sonst so quälenden Tenesmus, wird beobachtet. Man injiziert 20 bis 100 cm^3, je nach der Schwere des Falles. Es sind auch polyvalente Sera im Handel, die gegen Shiga und Flexnerruhr, oder gegen Flexner und γ-stämme gerichtet sind. Die Ruhr kann einen außerordentlich chronischen Verlauf nehmen, und die Erkrankten jahrelang zur Infektionsquelle machen. Solche alte chronische Fälle sind im Gegensatz zu frischen oder jungen Erkrankungen, denen der positive Widal fehlt, häufig an dieser Reaktion kenntlich, und zu ihrer Behandlung eignet sich am besten die aus dem autogenen Stamme fallweise hergestellte Autovaccine; die Serumtherapie bringt bei solchen Fällen keine Erfolge mehr.

Allgemein anerkannt ist die prophylaktische Schutzwirkung des Tetanusserums, dagegen sind die Ansichten über die therapeutischen Erfolge bei bereits manifester Erkrankung geteilt. Für prophylaktische Zwecke genügen einige wenige Kubikzentimeter, zu therapeutischen Zwecken gibt man hohe Dosen bis zu 100 cm^3 und darüber.

Gegen die infektiöse Hirnhautentzündung, Meningitis cerebrospinalis epidemica, die meist nur lokal oder strichweise auftritt, wurde bisher die prophylaktische Impfung mit Vaccine nicht propagiert, obgleich theoretische Erwägungen zugunsten einer solchen sprechen würden. Dagegen haben wir in dem Meningokokkenserum ein sehr wirksames therapeutisches Mittel in der Hand, das, wenn es rechtzeitig und intralumbal angewendet wird, zu schönsten Heilerfolgen führt. Unter Umständen ist die intralumbale Injektion mehrere Male zu wiederholen. Gewöhnlich werden auf einmal 20 cm^3, entsprechend ungefähr der Menge der abgelassenen Lumbalflüssigkeit, injiziert.

Das **Pneumokokkenheilserum** verwenden wir bei allen Erkrankungen, die durch Pneumokokkus lanceolatus hervorgerufen werden, wie Pneumonien oder im Gefolge auftretende Perikarditiden, Pleuritiden, Meningitiden und Ulcus serpens. Möglichst frühzeitige Anwendung ist angezeigt.

Milzbrandserum ist bei allen durch Milzbrandbazillen hervorgerufenen Infektionen angezeigt, da erfahrungsgemäß die Mortalität dadurch ganz erheblich herabgesetzt wird.

Gegen **Gasbrand** und **Gasphlegmone** erzeugt das Wiener Serum-Institut ein sehr wirksames antitoxisches Serum, das nicht nur prophylaktisch bei mit Erde verunreinigten Wunden in Mengen von 10 cm^3, sondern auch kurativ, besonders zur Hebung des Kräftezustandes durch Neutralisation der Toxine vor jeder, der meist unbedingt notwendigen chirurgischen Operationen Verwendung findet.

Auch gegen **Pest** wird ein Immunserum erzeugt, das prophylaktische und therapeutische Anwendung findet. Für letztere werden jeweils 50 cm^3 mehrmals an aufeinanderfolgenden Tagen intramuskulär injiziert. Wie bei allen Seris sind bei intravenöser Einverleibung die Vorproben unerläßlich (siehe Seite 27).

III. Die Proteinkörpertherapie.

Jede parenterale Eiweißzufuhr, das ist die Einverleibung von Eiweiß in einen Organismus mit Umgehung des Magen-Darmtraktes, also durch Injektion, bedeutet für diesen einen grundlegenden Eingriff in die normalen Zustandsverhältnisse der Körpersäfte, der Zellen und Organe, und übt als solcher einen Einfluß auf das Stickstoffgleichgewicht, auf den Stoffwechsel aus. Normalerweise wird ja alles Eiweiß im Magen-Darmtrakte abgebaut, nur geeignete Abbaustufen desselben kommen zur Resorption und dann in die Blut- und Lymphbahnen. Es ist deshalb ohneweiters klar, daß die direkte Einspritzung von Eiweiß oder von dem Organismus nicht gewohnten Eiweißspaltprodukten, von diesem als eine Störung seiner geordneten Stoffwechselverhältnisse, als ein Fremdkörper empfunden werden muß. Das muß naturgemäß Reaktionen im Organismus, der sich gegen jeden solchen Eingriff wehrt, auslösen, und eben auf diesen Reaktionen ist das ganze Gebäude der Immunitätsforschung, aufgebaut. Der Kernpunkt dieser Lehre beruht, wie wir bei Besprechung der Vaccinetherapie gehört haben, in der Annahme, daß die durch körper- oder artfremdes Eiweiß in einem Organismus erzeugten Reaktionen streng spezifischer Natur seien, d. h., daß die vom Organismus hervorgebrachten Schutzstoffe oder Gegenstoffe, schlechtweg Antikörper genannt, immer nur gegen die betreffende Eiweißart, die ihre Entstehung verursachte, aber auch nur gegen diese allein, gerichtet seien. Das Eiweiß selbst darf aber weder chemisch noch physikalisch wesentlich verändert sein, es muß natives Eiweiß sein. Die Wirkung der Eiweißspaltprodukte nimmt in diesem Sinne parallel mit der Stufe des Abbaues ab.

Diese Leitsätze der Immunitätslehre haben auch im allgemeinen nichts von ihrer Richtigkeit verloren, aber die starre Lehre von der Spezifität aller Eiweißreaktionen hat die richtige Erkenntnis einer anderen Tatsache lange Zeit zurückgehalten, daß nämlich neben dieser spezifischen Hauptreaktion immer noch eine Reihe anderer Reaktionen allgemeinen Charakters parallel laufen, deren Entstehung in gleicher Weise durch Injektion der verschiedensten Eiweißpräparate veranlaßt werden kann, die also unspezifisch sind. Vor allem wußte man, daß die Injektion gewisser Eiweißspaltprodukte, die zufolge ihrer chemischen oder physikalischen Veränderung selbst nicht mehr imstande waren, die Entstehung von Schutzstoffen, bzw. Antikörpern im Organismus, also spezifische Reaktionen, hervorzurufen, dennoch diesen zu heftigen Abwehrreaktionen allgemeinerer Natur veranlassen, ja ihn unter Umständen sogar auf das schwerste schädigen können, wie beispielsweise Peptone und ähnliche Abbauprodukte. Die Möglichkeit, solche allgemeine Reaktionen im Organismus durch Einverleibung verschiedener Eiweißarten, besonders ihrer Spaltprodukte, hervorzurufen, begründet die Lehre von den „unspezifischen Reaktionen", hervorgebracht durch unspezifische Mittel, und auf ihr wurde eine Therapie aufgebaut, die unter verschiedenen Namen, wie Protoplasmaaktivierung, Proteinkörper-, Schwellenreiz- oder Kolloidtherapie usw. bekannt wurde.

Schon während einer Ära, die ganz von den Errungenschaften der Immunitätslehre beherrscht war, wurden Beobachtungen bekannt, die man sich zunächst gar nicht erklären konnte, um so mehr, als sie in direktem Widerspruch zu den bekannten Thesen der Immunitätslehre, eben zu ihrer strengen Spezifität, zu stehen schienen. Man beobachtete nämlich an einem ausgedehnten Material gelegentlich von Pestschutzimpfungen, daß daraufhin hartnäckige Ekzeme und gonorrhoische Infektionen abheilten oder wesentlich gebessert werden, ferner daß Typhusschutzgeimpfte gegen Malariainfektion auffallend resistent wurden. Man sah auch, daß manchmal zufällige Erysipelinfektionen maligne Geschwülste zur Rückbildung brachten, und vielleicht am auffallendsten war die im Tierversuche gewonnene Erfahrung, daß eine sonst tödliche Milzbrandinfektion durch vorausgehende Infektion mit anderen Bakterien, wie Staphylo- und Pneumokokken, Hefe oder Friedländerbazillen usw. verhütet werden konnte.

Derartige Tatsachen suchte man sich dadurch zu erklären, daß man annahm, es bestehe zwischen den beiden Bakterienarten eine Art Antagonismus, durch den sie sich gegenseitig abschwächen würden, und so komme die günstige Wirkung zustande, die der Organismus bei solchen Doppelinfektionen für sich ausnütze. Auf dieser Annahme, die sich späterhin als völlig falsch erwies, versuchte man eine eigene Therapie, die Hetero-Bakteriotherapie aufzubauen.

Aber auch bei Behandlung mit Vaccinen machte man zahlreiche Beobachtungen, die gar nicht in den Rahmen der Immunitätslehre passen wollten. Schon im Jahre 1893 hatte Rumpf zur Behandlung verschiedener Erkrankungen Pyocyanus-Vaccine empfohlen, ebenso Dehio und seine Schüler. Schäfer behandelte mit verschiedenen Bakteriengemischen mit Erfolg Arthritiden, Renaud mit Typhusvaccine verschiedene Entzündungen, Ishikava Typhus mit Paratyphusvaccine und so entstand die Heterovaccinetherapie. Am meisten verwendet und bekannt wurde die von Pierre Delbet in Frankreich eingeführte Behandlung mit einer Staphylokokken-Pyocyaneusmischvaccine. In Argentinien behandelten eine Reihe von Forschern wie Penna, Tores, Dessy usw. seit längerer Zeit mit bestem Erfolg Typhus durch intravenöse Injektion mit Typhusvaccine und dehnten diese Behandlung auch auf andere Erkrankungen aus. Kraus versuchte im Anschluß daran die Verwendung von Colivaccine und erhielt damit so günstige Resultate, daß er sie nicht nur zur Typhusbehandlung sondern auch für andere Erkrankungen, z. B. Puerperalsepsis empfehlen konnte.

Aber die Fülle der ungeklärten günstigen Erfolge ähnlicher Therapien vermehrte sich in der Praxis auch auf anderen Gebieten. Schon seit 1890, also über 30 Jahre, behandelte Wagner-Jauregg erst in Graz, dann in Wien, Psychosen erfolgreich mit Tuberkulin, und in Berlin war es Bier, der die allerverschiedensten Erkrankungen mit Bluttransfusionen günstig beeinflussen konnte. Da bei diesen beiden letzteren Methoden im Vordergrunde die Fieberreaktion stand, war man versucht, dem Fieber eine so wesentliche Rolle in dieser Therapie zuzuweisen, daß Bier direkt von Heilfieber sprach. Gilbert führte die Autoserumtherapie ein, Petersen, Huis und Zeusser arbeiteten mit Leukocytenextrakten usw. Man fand ferner, daß das typhöse Fieber auch durch Injektionen mit Deuteroalbumosen günstig beeinflußt wurde. Als man zur Scharlach- und Masernbehandlung die Transfusion von Rekonvaleszentenserum wegen der günstigen Erfolge empfohlen hatte, konnte kurze Zeit darauf erwiesen werden, daß derselbe Effekt auch durch Transfusion von Normalblut erzielt werden könne. Pfeiffer hatte tierexperimentell schon lange vorher nachgewiesen, daß die intraperitoneale Injektion von abgetöteten Typhusbazillen Meerschweinchen vor der sonst tödlichen Cholerainfektion schützen kann, und Voges zeigte, daß vorherige Injektionen mit Normalserum Meerschweinchen vor dem Vielfachen der tödlichen Dosis hämorrhagischer Septicämie schützt. Dadurch war man zum erstenmale zum Begriffe der Resistenzerhöhung durch unspezifische Vorbehandlung gekommen und stellte diese allgemeine Reaktion mit Recht in Gegensatz zur Immunität.

Dazu kamen aber immer neue Beobachtungen, die scheinbar allen Thesen der Immunitätslehre zuwiderliefen, so die Beobachtung von Roux und einzelnen Praktikern, daß man mit mittelwertigen Diphtherieheilseren scheinbar bessere Heilwirkung erziele als mit hochwertigen, oder jene, daß die nach Tuberkulinbehandlung auftretenden Herdreaktionen, die man immer für etwas streng spezifisches gehalten hatte, auch durch Injektion verschiedener und ganz heterogener Eiweißkörper hervorgerufen werden können. Römer hatte schon früher gezeigt, daß tuberkulöse Meerschweinchen auf Injektion mit körperfremdem Eiweiß ebenso reagieren wie auf Tuberkulin.

Und doch konnten alle diese gelegentlichen Beobachtungen und Tatsachen nie recht Oberwasser bekommen, schon deshalb, weil man so gar keine rechte Erklärung für sie hatte, und es ist fast wunderlich, mit welcher Ausdauer und Unbeirrtheit vereinzelte Forscher einen einmal als richtig erkannten Weg verfolgt und manchen Umweg bis zum endgültigen Erfolge gegangen haben. Das beste Beispiel hiezu ist die von Wagner-Jauregg begründete Paralysebehandlung. Dieser Forscher ging von seiner Beobachtung aus, daß Luetiker, die in der kritischen Zeit fieberhafte Erkrankungen durchmachen, vielfach gar nicht von Paralyse befallen werden, oder daß die bereits bestehende Erkrankung dadurch günstig beeinflußt, ja sogar geheilt werden kann. Er kam über die Tuberkulin- zur Staphylokokkentherapie, versuchte die Behandlung mit lebenden Typhuskeimen, um schließlich zu der heute allgemein anerkannten Malariainfektion als Heilfaktor der bis dahin für unheilbar gehaltenen progressiven Paralyse zu gelangen. In ähnlicher Weise, nur auf anderen Erkrankungsgebieten, ist Bier für die Transfusion und Serumbehandlung eingetreten.

Neben diesen ausgesprochenen Praktikern hat es nicht an Forschern gefehlt, die für diese auffallenden Befunde eine theoretische Erklärung zu geben sich bestrebten. Und da ist wohl an erster Stelle Weichhardt zu nennen, der alle diese gelegentlichen Beobachtungen und therapeutischen Maßnahmen auf ein Grundprinzip zurückzuführen suchte; auf zahlreiche tierexperimentelle Studien baute er eine geistreiche hypothetische Erklärung auf, die aber zunächst mehr geistiges Eigentum der Theoretiker wurde, als daß sie das Interesse der Praktiker geweckt hätte.

Da wurde mit einem Male durch die von Schmidt, Saxl und besonders von Holler eingeführte Milchtherapie und die damit bei gewissen Erkrankungen verknüpften außerordentlichen Erfolge dem Kliniker und Praktiker ein ganz bestimmtes Mittel in die Hand gegeben, das überall zu beschaffen und leicht auf seine angebliche und oft frappante Wirkung nachgeprüft werden konnte. Die Bestätigungen kamen immer zahlreicher, und die auf diesem Mittel von Schmidt begründete Proteinkörpertherapie hatte nun zunächst eine Unsumme von Erzeugnissen von Eiweiß- und eiweißhältigen Präparaten von seiten der Privatindustrie zur Folge, die gegen mindestens ebenso viele Erkrankungen mit Erfolg zu verwenden waren. Und mit der Überschwemmung mit Präparaten kamen auch die Theorien, um so mehr, als die tägliche praktische und klinische Erfahrung das Anwendungsgebiet tatsächlich immer mehr verallgemeinerte.

1. Hypothesen der Protoplasmaaktivierung.

Wie erwähnt, hat die erste wirklich wissensschaftliche Hypothese für alle diese so heterogen erscheinenden Tatsachen Weichhardt gegeben, und sie im Laufe von Jahren immer weiter ausgebaut und durch tierexperimentelle Erfahrungen und anderweitige Beibringung von Tatsachenmaterial gekräftigt und gestützt. Ausgehend von seinen Studien über Ermüdungstoxine kam Weichhardt auf experimenteller Grundlage bei seinen arbeitshygienischen Untersuchungen zur Anschauung, daß es auch gegenteilige Stoffe gebe, u. zw. solche, die auf den Organismus im Sinne einer Leistungssteigerung, einer erhöhten Tätigkeit physiologischer Funktionen einwirken, und er baute darauf seine Hypothese von der Protoplasmaaktivierung auf. Das Prinzip dieser Aktivierung ist eine Reaktionsänderung, eine Umstimmung (Ergotropie nach Gröer) des Organismus zu einer erhöhten Leistung, z. B. erhöhter Widerstandskraft gegen Infektion, die dadurch erzeugt wird, daß die im Organismus vorhandenen Reaktionsfähigkeiten wachgerufen, oder vorhanden gewesene wieder geweckt werden, u. zw. durch ein unspezifisches Mittel. Das heißt, die Mittel, die solches vermögen, können an sich sehr verschiedener Art sein, spielen also nicht die Hauptrolle, wohl aber stets die durch sie hervorgerufene Reaktion des Körpers. Dabei werden aber keine Fähigkeiten neu ausgebildet oder erzeugt, sondern nur die verfügbaren Kräfte des Organismus herangezogen und ausgenützt, untätiges, schlummerndes, immobiles geweckt. Es tritt also bei dieser Aktivierung der Fähigkeiten durch derartige Mittel keine qualitative, sondern nur eine quantitative Funktionsänderung ein; und wo keine Reaktionsfähigkeiten in einem Organismus, z. B. zufolge völliger Erschöpfung mehr vorhanden sind, also auch nicht mehr zur Tätigkeit erweckt werden können, da gibt es auch kein Aktivieren des Protoplasmas mehr, welches Mittel auch immer dazu angewendet werden möge. Diese Mittel sind vorwiegend kolloidale Substanzen, besonders Eiweiß, und wirken, wenn sie parenteral, d. h. durch Injektion dem Organismus einverleibt werden, durch ihre Körperfremdheit als Reiz.

Weichhardt nimmt an, daß durch den Reiz eines zur Aktivierung geeigneten Mittels alle Zellen getroffen werden, und je nach Art der Funktion und Tätigkeit der betreffenden Zellen wird diese erhöht oder jene gesteigert. Dabei kann es geschehen, daß ein bestimmter Zellkomplex oder ein Organ, das natürlicherweise durch Gewöhnung spezifische Schutzstoffe, also Antikörper, produziert oder einmal produziert hatte, nunmehr durch einen an sich unspezifischen Reiz getroffen, diesen im Sinne der Aktivierung mit einer beträchtlich erhöhten Produktion ganz spezifischer Schutzstoffe durch nunmehrige Steigerung seiner Funktion beantwortet. Und in der Tat können wir, wie wir sehen werden, derartige Beobachtungen über Erhöhung spezifischer Antikörper auch nach Injektion von Proteinkörpern machen, die gar keine spezifische Beziehung zu diesen haben. So tritt z. B. oft eine Steigerung der Gruber-Widalschen Typhusagglutinine nach Milchinjektionen im Blute bei Leuten auf, die vor Jahren einmal einen Typhus überstanden hatten. Als aktivierende Mittel sind nach Weichhardts Auffassung besonders Eiweißarten und ihre Spaltprodukte anzusehen, weil sich der Organismus gegen ihre Einverleibung naturgemäß deshalb am stärksten wehrt, weil alle im Blute kreisenden Eiweißzerfallprodukte günstige Nährböden für Bakterien abgeben und auf diese wachstumfördernd wirken. Deshalb stehe der Organismus jeder Einverleibung oder Entstehung solcher Spaltprodukte schon mit erhöhter Abwehrbereitschaft gegenüber, und wenn solche Spaltprodukte in die Blutbahn eindringen, so wirken sie sofort auf alle abwehrbereiten Organzellen aktivierend ein, indem sie diese zu gesteigerter Tätigkeit der Abwehrvorkehrungen veranlassen. Diese gesteigerte Tätigkeit äußert sich sichtbar zumeist im Auftreten von Fieber oder in Steigerung der Entzündung dort, wo bereits eine akute oder chronische Entzündung vorliegt. Doch können nach Weichhardt sowohl Fieber als auch Entzündung vollkommen fehlen, trotzdem der Organismus oder einzelne Organe durch solche Spaltprodukte schon im Sinne erhöhter Leistungsfähigkeit aktiviert werden. .

Im normalen, gesunden Organismus findet diese Aktivierung des Zellplasmas zu erhöhter Leistung in allen Zellen des Körpers, wo derartige Spaltprodukte hingelangen, gleicherweise statt. Bei Krankheitszuständen, besonders entzündlicher Form aber, tritt diese Aktivierung am Krankheitsherde selbst in sichtbarster Form auf, weil hier eine Erregung der Lebensvorgänge naturgemäß eine Steigerung der bestehenden entzündlichen Vorgänge zur Folge hat, die sich örtlich zunächst in erhöhter Hyperämie, vermehrter Transsudation, Eiterung und Zunahme des Schmerzes äußert. Denn die Fähigkeit der Proteinkörper, die Lebensvorgänge im Protoplasma anzuregen, seine Leistung zu steigern, tritt naturgemäß dort am deutlichsten und ausgesprochensten in Erscheinung, wo die Empfänglichkeit für den Reiz eine erhöhte ist, z. B. dort, wo lokal bereits eine Entzündung im Gange ist, oder wo das Gewebe sich wenigstens im Zustande der Entzündungsbereitschaft (Schmidt) befindet. Überall dort wird diese Erregung eine entzündungsverstärkende Wirkung haben, oder die Entzündung selbst auslösen. In dieser entzündungsverstärkenden oder erregenden Wirkung der dem Organismus einverleibten Proteinkörper beruht ein wesentlicher Teil ihrer therapeutischen Verwendbarkeit. Ist also die durch Proteinkörper hervorgerufene Leistungssteigerung mit ganz bestimmten Abwehrvorgängen verbunden, z. B. zur Bekämpfung einer lokalen oder allgemeinen Infektion, dann haben wir den Fall vor uns, daß eine unspezifische Leistungssteigerung durch völlig unspezifische Mittel hervorgerufen, dennoch ganz spezifische Wirkungen ausübt, wie beispielsweise die Reaktion auf eine Milchinjektion am Entzündungsherde, z. B. bei Epididymitis, bei Arthritis, Furunkulose oder tuberkulösen Herden.

In Übereinstimmung mit Weichhardt ist auch Bier der Ansicht, daß nur Spaltprodukte des Eiweißes das wirksame Agens sind, aber er sieht den Kernpunkt nicht in ihrer allgemein leistungssteigernden, sondern ausschließlich in ihrer entzündungserregenden und fiebererzeugenden Wirkung. Besonders der kranke Organismus befindet sich nach der Auffassung Biers im Zustande einer allgemeinen Entzündung, u. zw. deshalb, weil seine Zellen reizbarer sind, als dies dem normalen Zustande entsprechen würde. Diese entzündungserregende und fiebererzeugende Wirkung trete im Gefolge von Bluttransfusionen, die Bier nunmehr über 20 Jahre anwendet, deutlich auf, aber nicht das Blut als solches, sondern erst das zerfallene oder zerfallende Blut, also seine Spaltprodukte, sind nach Bier das Wirksame dabei. Diese wirken auch nach der Auffassung Biers ganz besonders dort ein, wo ohnehin schon ein Entzündungsherd vorliegt, weil hier die Zellen die genannte höhere Reizbarkeit besitzen. Diese Blut-Eiweißspaltprodukte wirken nicht nur auf akut, sondern auch auf chronisch entzündetes Gewebe, und gerade dieses letztere wird durch Zellreizung wieder neuerlich akut entzündlich gemacht, und dadurch die Heilung eingeleitet. So entsteht die Heilentzündung Biers, die im Anschluß an Eiweißeinspritzungen auftritt. Ist die Reaktion stärker, wirken die Zerfallprodukte auf alle oder viele

Zellen des Körpers ein, so äußert sich dies im auftretenden Fieber, dem sogenannten Heilfieber.

Im Gegensatz zu Weichhardt und Bier erblickt Luithlen, vorwiegend auf Grund dermatologischer Studien, die wesentliche Wirkung der Eiweißtherapie in einer Herabsetzung der Entzündung oder der Entzündungsbereitschaft des Gewebes, u. zw. als Folge einer Herabsetzung der Durchlässigkeit der Gefäße, eine Ansicht, die er experimentell belegt. Luithlen erkennt diese Wirkung primär nur kolloiden Stoffen zu, die als solche nach der Einverleibung eine Änderung des kolloidalen Systems des Organismus zur Folge haben. Luithlen spricht auch an Stelle der Proteinkörper- von einer Kolloidtherapie und rechnet hieher auch den Aderlaß, der nach der Blutentnahme ein den Verlust ausgleichendes Abströmen von Zellplasma in die Blutbahn zur Folge habe und somit weitgehende Wirkung auf das Gewebe ausübe, ja unter Umständen eine völlige „Umstimmung" des Organismus bedingen könne. Ein ähnliches Abströmen von Zellplasma bewirke die Injektion hypertonischer Kochsalz- oder Traubenzuckerlösungen. Bei Bluttransfusionen oder Injektionen von kolloidalen Substanzen treten diese selbst wirksam an die Stelle des sonst ausströmenden Zellplasmas und bewirken eine Änderung, eine Störung im kolloidalen System des Organismus und der sich daranschließenden Folgeerscheinungen.

2. Die Wirkung der Eiweißspaltprodukte.

Dieses sind wohl die wichtigsten Theorien, und aus ihnen allen läßt sich das Gemeinsame hervorheben, daß die ausgesprochensten Wirkungen durch Eiweißspaltprodukte hervorgebracht werden, weil sie für die normale oder im entzündlichen Zustand befindliche Gewebszelle eine ihren Zustand und Funktion betreffende Reizwirkung ausüben.

In der Tat wissen wir schon lange, daß sehr viele Eiweißspaltprodukte starke Parenchymgifte sind, vor allen Dingen die proteinogenen Amine (Tyramin, Adrenalin), Histone und Histamine usw., und daß deshalb ihre Einverleibung in den Organismus je nach ihrer Abstammung und dem Grad ihrer Spaltung zu mehr oder weniger ausgesprochenen Reaktionen führen muß.

Betrachten wir als Beispiel in dieser Beziehung die von Wagner-Jauregg eingehaltene Richtung, weil sie am besten zeigt, wie die verschiedensten Mittel, mit denen die erfolgreiche Behandlung ein und derselben Erkrankung durchgeführt wurde, sich immer wieder auf eine gemeinsam wirksame Komponente, die Eiweißspaltprodukte, zurückführen lassen. Wagner-Jauregg verwendete zuerst Tuberkulin, Staphylokokken und später die stärker wirkenden Typhusbazillen. Wir wissen, daß es in vielen Bakterienzellen, z. B. Typhusbazillen, vorgebildete toxische Eiweißspaltprodukte gibt, die an der Bakterienzelle, bzw. ihrem Eiweiß haften (Endotoxine von Pfeiffer), ferner daß solche entstehen, wenn die Bakterienzelle, wenn das bakterielle Protein im Organismus aufgespalten und in kleinste Teile zerlegt wird. Giftige Eiweißspaltprodukte entstehen überdies beim Wachstum der Bakterien durch ihren Stoffwechsel und schließlich im Organismus selbst, wenn sein normaler Stoffwechsel durch Einverleibung oder Infektion mit Bakterien gestört wird. Wagner-Jauregg benützte das Tuberkulin in starken Dosen, weil sich die Paralytiker gegen dessen spezifische Wirkung äußerst resistent erweisen, aber das Tuberkulin enthält nach den Untersuchungen Kühnes sehr große Mengen von Eiweißspaltprodukten, und gerade an diese und nicht an das spezifische Element im Tuberkulin ist die fiebererregende Wirkung geknüpft (Koch). Wagner-Jauregg hat, obwohl er das Fieber als solches niemals als das wirksame Prinzip in seiner Therapie ansah, dennoch dieses als einen Gradmesser, als Richtlinie für die Stärke der zu erzielenden Reaktion des Organismus angesehen und darauf ein Schema für die Behandlung aufgebaut. Viele Jahre später hat Wagner-Jauregg die Malariatherapie eingeführt und damit jenen Weg der Eiweißtherapie betreten, bei welcher die Spaltprodukte im Organismus selbst gebildet werden, indem beim Zugrundegehen der roten Blutzellen wahrscheinlich Globin, ein starkes Parenchymgift, abgespalten wird.

Wie immer nun derartige Spaltprodukte dem Organismus durch Injektion einverleibt oder durch Zellzerfall in ihm selbst entstehen mögen, sie sind etwas die geordneten Zustände des normalen Stoffwechsel störendes und fremdes, und darin begründet sich ihre Reizwirkung auf die verschiedenen Organsysteme, weil sie diese unter geänderte Lebensbedingungen stellen. Im Organismus findet, wenn wir von der Eiweißspaltung im Magen-Darmtrakte absehen, eine Aufspaltung der Eiweißmoleküle unter normalen Verhältnissen nur in den Zellen selbst statt, und eine extrazelluläre Aufspaltung, z. B. im Blute, bedeutet gewissermaßen einen pathologischen Zustand, der nicht ohne Einfluß, vor allem auf die Enzymtätigkeit und damit auf die ganzen Stoffwechselvorgänge bleiben kann. Die Stärke dieser Reizwirkung kann sehr verschieden sein, abhängig von der Art der Spaltprodukte und von der Stufe der Reizempfindlichkeit des von ihm getroffenen Gewebes. Für die Messung der Reizgröße wurde vielfach das Arndt-Schulzesche Gesetz herangezogen, nach welchem schwache Reize die Lebenstätigkeit anfachen, mittelstarke sie fördern und starke sie hemmen oder aufheben sollen. Wenn dieses Gesetz auch vielfach zu Recht besteht, so wendet sich Weichhardt mit Recht gegen seine verallgemeinernde Anwendung, besonders bei der Eiweißtherapie, weil es eine Reihe von anderen ausschlaggebenden und variablen Faktoren, die für die Größenbestimmung der Reizwirkung maßgebend sind, in seiner Verallgemeinerung völlig unberücksichtigt läßt, wie z. B. die veränderliche Reizempfänglichkeit und Empfindlichkeit, kurz die Erregbarkeitsänderung des Gewebes selbst. Im allgemeinen und abhängig von diesen letzteren Faktoren darf man dennoch sagen, daß richtig gewählte Reize die Lebensvorgänge in den Zellen anfachen und fördern, daß zu starke sie hemmen und aufheben können, zu kleine, unterschwellige ohne nennenswerten Einfluß bleiben werden.

Sehr viele Eiweißspaltprodukte haben neben ihrer allgemeinen Giftwirkung auf das Parenchym eine spezielle Wirkung auf das kapillare Gefäßsystem; z. B. die Eiweißspaltprodukte des Mutterkorns, die Histamine überhaupt die proteinogenen Amine, Histone und viele diaminosaure Paarlinge. Es ist erwiesen, daß die Eiweißspaltprodukte auch auf die nervösen Gebilde eine Reizwirkung ausüben, so auf das vegetative System, den Sympaticus und auf die Endapparate des autonomen Nervensystems.

Auch die Wirkungsschwelle vieler Arzneimittel wird durch Proteininjektionen erhöht, so z. B. jene der Salicylate, Chinin, Quecksilber usw.

Wir können bestimmte Formen der allgemeinen Reizwirkung, wie sie durch Proteine und ihre Abkömmlinge im Organismus ausgelöst werden, gleichgültig, ob diese durch Injektion einverleibt oder durch Eiweißzerfall in ihm selbst entstanden sind, an ihren Auswirkungen sehr wohl erkennen, es sind dies Reaktionen, die abhängig sind von der Art des Gewebes, das gereizt wird. Diese Wirkung kann sein: Eine funktionelle, z. B. Steigerung der Drüsentätigkeit, eine nutritive in Form von Gewichtszunahme, eine formative, z. B. Blutneubildung, eine entzündungs- oder fiebererregende, eine vasomotorische usw.

3. Die als Reize wirkenden Mittel und Methoden.

Als Reize wirken, wie erwähnt, injizierte proteinogene Substanzen, oder solche, die Abbau oder Spaltung von Eiweiß erst im Organismus selbst hervorrufen oder entstehen lassen, wie beim Zellzerfall bei Infektionskrankheiten, Gewebseinschmelzungen (Abszesse), ferner Einwirkungen oder Eingriffe, die dies bedingen, z. B. Röntgen- oder Radiumbestrahlungen, Verbrennungen aller Grade, vom Sonnenbrand oder künstlichen Erythemen bis zur Gewebszerstörung, ferner die im Gefolge von Aderlässen, Traubenzucker und Kochsalzinfusionen auftretenden osmotischen Störungen, wenn sie zu einem Abströmen von Zellplasma in die Blutbahn führen. Ferner alle jene als organotrope Mittel bezeichneten kristalloiden Substanzen, wie Arsen, Phosphor, Ameisensäure, Jod, Chinin usw., die zu Eiweißspaltungen in den Organen führen. Hieher gehören scheinbar auch andere kolloide Substanzen, vorwiegend Metalleiweißverbindungen, wie Kollargol, Elektroferrol usw., die im Organismus zerlegt werden, aber auch Kolloide nicht eiweißartiger Natur, wie Gelatine, kolloidale Kieselsäure usw., die schließlichen Endes auch, wenn die Annahme einer Störung des kolloidalen Gleichgewichtes des Blutes (Kolloidtherapie Luithlen) primär zu Recht bestehen sollte, gerade dadurch zu Eiweißspaltungen führen müssen. Wenn aber der kolloidale Zustand eines Reizmittels für die Reizwirkung allein und für sich von so ausschlaggebender Bedeutung wäre, dann ist schwer verständlich, warum wir von den einzelnen Eiweißkolloiden, selbst wenn wir den verschiedenen, elektrischen Ladungen und Molekularzuständen gebührend Rechnung tragen, doch so enorm verschieden dosierte Mengen einverleiben müssen, um einen Erfolg zu erzielen. Diese Menge beträgt für Serum z. B. viele Kubikzentimeter, ebenso für Milch, dagegen bei Vaccine, Tuberkulin, Luetin, Trichophytin usw. oft nur Bruchteile eines Kubikzentimeters.

Diese Differenz ist leichter zu überbrücken, wenn wir die ursächliche Wirkung derartiger Reizmittel weniger in ihrem kolloidalen Zustand an sich, als vielmehr in der Einverleibung oder Entstehung von bestimmten Eiweißabbauprodukten suchen, Spaltprodukten, die, je nach der molekularen Zusammensetzung der betreffenden Eiweißart leichter oder schwerer, reichlicher oder weniger reichlich gebildet werden können. Dies steht auch mit unserer sonstigen alltäglichen Erfahrung im Zusammenhang, z. B. mit dem Auftreten von Eiweißfieber nach Sonnenbrand oder andersartigen Verbrennungen, oder der starken pharmokodynamischen Wirkung einiger bekannter Eiweißspaltprodukte. Nach der Weichhardtschen Lehre geht diese Vereinfachung noch weiter. Er nimmt an, daß die aktivierenden Substanzen überhaupt erst sekundär im Körper durch Spaltung von Körpereiweiß entstehen, was unter dem Einfluß verschiedener Substanzen, sofern diese nur Energiearten darstellen, geschehen würde. Welcher Art allerdings dieses gerade für die Reizwirkung hauptsächlich in Betracht kommende Spaltprodukt sein könnte, bis zu welcher Stufe die Zerlegung oder der Abbau fortschreiten muß, das vermögen wir auch nur mit annähernder Sicherheit nicht anzugeben und wir müssen offen gestehen, daß wir das eigentlich wirksame Prinzip der Eiweißtherapie, deren Wert durch die praktische Erfahrung bereits außer Zweifel gestellt wurde, noch nicht kennen, nur vermuten.

Aber wenn wir die Mittel prüfen, die zu Leistungssteigerungen des Organismus geeignet sind, sehen wir fast bei allen, auch den scheinbar heterogensten, stets eine gemeinsame Komponente im Vordergrunde stehen, u. zw. das Eindringen von Eiweißabkömmlingen in die Blut- oder Lymphbahn des Organismus, sei es durch direkte Injektion solcher

Produkte oder durch Resorption derselben von solchen Herden, wo ein Zellzerfall durch Traumen verschiedenster Art, durch Gewebseinschmelzung, durch Infektionskrankheiten usw. vor sich geht.

Nur auf dieser Grundlage allein werden wir jene verschiedensten therapeutischen Maßnahmen verstehen und würdigen, die fast so alt sind wie die Medizin selbst, und immer und immer wieder verworfen und wieder hervorgeholt wurden, und deren wirksames Prinzip erst im Lichte der neuesten Forschung, eben im Sinne einer Eiweißtherapie richtig erkannt wurde. Es sind dies vor allem jene Mittel, die als sogenannte Gegenreizung bekannt, vielfach verwendet wurden und werden. Die alte künstliche Hautbrandwunde hat sich heute noch in der französischen Therapie zur Beeinflussung langwieriger, chronischer Prozesse erhalten. Die Anwendung hautrötender oder -ätzender Mittel oder die Auffassung, daß auftretende Abszesse oder Eiterungen anderweitig bestehende Erkrankungen ableiten und günstig beeinflussen können, war in der alten Medizin weit verbreitet und fand z. B. in dem Anlegen des Haarseiles seine praktische Auswertung. Eine der wichtigsten therapeutischen Maßnahmen der alten Schulen war der Aderlaß, das Auflegen starker Zugpflaster. Heute verwendet man Röntgen- und Radiumstrahlen, Höhensonne usw., setzt künstliche Abszesse durch Terpentininjektionen, läßt ebenfalls zur Ader, und statt der Tierblutinjektionen verwendet man Autoserum oder Bluttransfusionen, und nach altem Brauch taucht der Bauer auch heute noch den schwärenden Finger in siedendes Wasser oder heißes Öl. Hieher gehört auch die von Pondorf eingeführte kutane Einreibung von Tuberkulin in die skarifizierte Haut, wodurch neben der starken lokalen entzündlichen Reaktion auch noch beträchtliche, zur Resorption gebrachte Eiweißspaltprodukte, an denen das Tuberkulin so reich ist, zur Wirkung kommen und unspezifische Reaktionen auslösen können.

Bezüglich der Bluttransfusion, die vorwiegend von Bier und seinen Schülern in die Therapie mit bestem Erfolge gegen die verschiedensten Erkrankungen und bei Blutverlusten eingeführt wurde, läßt sich vor allen Dingen einwenden, daß ihre Anwendung für den praktischen Arzt mit zu großen Schwierigkeiten verbunden ist. Sie wird vorwiegend eine Methodik der Klinik oder des Spezialisten bleiben. Auch ist sie nicht immer gefahrlos, ja sogar Todesfälle sind bekannt, weil im Empfänger- oder Spenderblut Substanzen vorhanden sein können, die die Blutkörperchen des anderen Blutes zusammenklumpen und auflösen können, wodurch es im Kreislauf zu Thrombenbildungen und ausgesprochenen Giftwirkungen kommen kann. Dies macht, wenn nicht dringendste Indikation vorliegt, eine Voruntersuchung notwendig, was ebenfalls die Durchführung erschwert, weil sie zweckmäßig doch nur im Laboratorium auszuführen ist, obwohl in jüngster Zeit sehr vereinfachte Me-

thoden eingeführt und entsprechende Testsera auch am Wiener Serum-
Institute versandfähig vorrätig gehalten werden[1]). Viel einfacher ist die
Autoseruminfusion oder -injektion, die besonders in der Dermatologie
zur Therapie entzündlicher ekzematöser oder pruriginöser und urtika-
rieller Prozesse Verwendung findet. Man entnimmt dem Patienten 50 bis
100 cm^3 Blut, läßt den Blutkuchen absitzen und injiziert am nächsten
Tage das klare Serum. Hieher gehören auch Pferdeseruminjektionen, die
besonders in der Kinderpraxis mit bestem Erfolg zur Bekämpfung
kachektischer Zustände verwendet werden. In ähnlicher Weise wurden
verschiedene Exsudate und Transsudate entnommen und reinjiziert.

Den Übergang zur Verwendung von Eiweißpräparaten bilden die
Milchinjektionen, die gewöhnlich zu 10 cm^3 in pasteurisiertem Zustand ein-
gespritzt werden. Nichtsterilisierte Milch ist wirksamer, und vermutlich
spielt dabei der Bakteriengehalt eine nicht unwesentliche Rolle. Die phar-
mazeutischen Mittel, wie Aolan, Caseosan, Yatren, Omnadin usw., sind
Eiweißpräparate, Deuteroalbumosen oder sonstige Eiweißspaltprodukte
derselben. Sehr viel verwendet werden Bakterienproteine in Form von
Vaccinen und starker Dosierung oder auch das aus den Bazillenleibern
direkt extrahierte Bakterieneiweiß. Bei dieser Anwendung wirkt die
Vaccine nicht wie bei der Immunisierung langsam und erst nach mehrmaliger Injektion durch Erzeugung von Schutzstoffen, sondern lediglich
durch das Bakterieneiweiß als solches, ganz ebenso wie das Eiweiß der
Milch oder des Serums usw., und ihre Wirkung tritt, wenn genügende
Mengen injiziert wurden, schon kurze Zeit nach der Injektion auf.
Es werden aber auch andere Substanzen injiziert, so z. B. Säuren, wie
die Ameisensäure, die auch in Form der Bienenstichkuren Verwendung
fand und durch ihre Aktivität zum Eiweiß, zum Zellplasma genau so
wirken wie die sogenannten organotropen Substanzen, z. B. Arsen, Jod,
Phosphor usw., unter deren Einwirkung Körpereiweiß in den Organen
zerlegt wird.

4. Unspezifische Reaktionen.

Alle diese Mittel können zur Hervorbringung der sogenannten unspezifischen Reaktionen erfolgreich benützt werden, doch ist es
natürlich, daß die Stärke dieser Reaktion, wenn wir zunächst vom
Patienten selbst absehen, von der Substanz, dann von der Art der Injektion, von der Resorption und der Dosierung abhängig ist. Die unspezifische Reaktion äußert sich in sehr verschiedenen Auswirkungen,
die nicht nur beim Gesunden und Kranken sondern auch individuell
sehr verschieden sind, auch dann, wenn man dasselbe Reizmittel und

---

[1]) Das Wiener staatliche Serum-Institut bringt alle für die Blutgruppen-
bestimmung nach Moß notwendigen Testsera unter der Bezeichnung „Haemotest"
in Handel.

in derselben Dosierung anwendet. Nach Weichhardts Untersuchungs-
ergebnissen ist die Wirkung aller aktivierenden Mittel, wie bereits erwähnt, eine omnizelluläre, d. h., von dem Reiz des aktivierenden Mittels
werden mehr oder weniger alle Zellen des Organismus, gesunde wie
kranke getroffen und zu einer Reaktionsänderung im Sinne vermehrter
Leistung veranlaßt. Mit welcher Intensität sich aber dieser Reiz im einzelnen auswirken kann, das hängt in erster Linie von der Reizempfindlichkeit der betreffenden Zellen ab. Eine ganz besondere Rolle spielt
dabei die Erregbarkeitsänderung, die z. B. jedes kranke gegenüber dem
gesunden, normalen Gewebe aufweist, und darauf begründet sich vor
allen Dingen der oft ganz verschiedene, vom Individuum abhängige Ausfall der in Erscheinung tretenden Reaktion und ihrer sichtbaren Symptome, wie Fieber, Schüttelfrost usw., ferner die ausgesprochene Beteiligung erkrankter Gewebspartien (Herdreaktionen).

Wie äußert sich also die auf die Injektion aktivierender Substanzen
(Eiweißspaltprodukte, Kolloide, organotrope Mittel) auftretende unspezifische Reaktion? Im Vordergrunde steht die bei starker Dosierung
oder besonderer Zellenempfindlichkeit fast immer auftretende Tempe-
raturerhöhung, das Fieber, das man direkt als Eiweißfieber bezeichnet hat. Während nun Bier dem Auftreten des Fiebers eine für
den therapeutischen Erfolg ausschlaggebende Rolle als sogenanntem
„Heilfieber" zumißt, erblickt Weichhardt in demselben lediglich
ein Symptom, eine Begleiterscheinung, deren Eintritt für den Erfolg der Zellaktivierung gar nicht unbedingt notwendig ist. Hier muß
erwähnt werden, daß Wagner-Jauregg, der seit dem Jahre
1886 über günstige Beeinflussung von Psychosen durch fieberhafte Erkrankungen berichtete und seither mit fiebererzeugenden
Proteinen seine Heilversuche fortsetzte, schon 1895, also zu einer Zeit,
wo von Eiweißtherapie noch keine Rede war, in einem Vortrage (Wien.
klin. Woch. 1895) Zweifel äußerte, ob die beobachtete Heilwirkung mit
Recht dem Fieber und nicht vielmehr den verschiedenen, zur
Verwendung gelangten Proteinen zuzuschreiben wäre. Diese
schon vor langer Zeit ausgesprochene Vermutung hat durch die Zukunft
und unsere heutige Auffassung über diese ganze Frage ihre volle Be-
stätigung erfahren und dürfte bei Erörterung der Prioritätsfrage in Hin-
kunft wohl nicht mehr ohne Bedeutung bleiben.

Auch heute ist unter den praktischen Ärzten noch vielfach die
Meinung verbreitet, daß die Höhe des im Gefolge von Injektionen von
Eiweißpräparaten und Vaccinen auftretenden Fiebers ein Indikator für
die Güte des Präparates und den Ausfall der Heilwirkung sei. Diese
Auffassung ist gänzlich falsch. Denn erstens ist das Auftreten von
Fieber ein vom Individuum abhängiger Faktor (größte Differenzen bei
Typhusmassenimpfungen, ferner bei Diabetikern, Carcinomatösen usw.),

und zweitens sehen wir sehr schöne Heilerfolge der Aktivierungstherapie auch dort eintreten, wo niemals Fieber vorhanden war. Das
Fieber ist ebenso wie viele andere gleich zu besprechende Erscheinungen ein Begleitsymptom der Aktivierungsreaktion und weist
nur im allgemeinen, wenn wir von individuellen Unterschieden ganz
absehen wollen, auf eine allerdings heftige Allgemeinreaktion hin. Nun
genügt es aber in so und so vielen Fällen therapeutisch vollkommen,
die Reaktion einer Aktivierung lediglich an dem meistens ohnehin besonders empfindlichen Krankheitsherde hervorzurufen, ohne dabei eine
so starke Mitbeteiligung des ganzen Organismus zu erzwingen. Und
ganz in diesem Sinne ist der Temperaturanstieg als Indikator, z. B. bei
der Wagnerschen Paralysetherapie, deshalb notwendig, weil hier die
Verhältnisse insofern umgekehrt sind, als der meist schon sehr refraktär gewordene Paralytiker zur Aktivierung der Zellen am Krankheitsherde, dessen Reaktionsfähigkeit gewöhnlich schon sehr herabgesetzt ist, eines vielmal stärkeren Impulses zur Zellreaktion bedarf,
als etwa eine akut entzündliche Erkrankung der Niere, des Auges usw.
Hier will Wagner-Jauregg eine starke Reizwirkung setzen, und
die zeigt ihm das Fieber an. Das Auftreten von Fieber ist also für
den Ausfall der Heilwirkung keineswegs notwendig, es sei
denn, daß man es in besonderen Fällen als Indikator für eine
beabsichtigte Reaktion benützen will.

Es kann aber auch das umgekehrte, nämlich Temperaturabfall,
ja sogar Temperatursturz bei Behandlung fieberhafter Erkrankungen
mit Proteinen, besonders mit Bakterienproteinen, eintreten, wie dies
speziell bei der Typhustherapie durch Einspritzen von Typhusvaccine,
von Deuteroalbumosen oder B. coli erzielt wird. Nach Krehl ist dieses
Fieber eine Folge der Erregung des Wärmezentrums durch Proteinkörper, und Hand in Hand mit dem Fieber geht nach seiner Auffassung
auch eine Steigerung der Wärmeproduktion und eine Steigerung des
Ablaufes vitaler Vorgänge. Bei Verabfolgung höherer Dosen oder schon
vorausgegangener Irritation des Wärmezentrums kann die Protein-
körperinjektion die gegenteilige Wirkung, nämlich eine Lähmung des
Wärmezentrums, ja sogar Kollapstemperaturen zur Folge haben. Und
eben darin findet auch der Fieberabfall Typhuskranker bei Behandlung
mit Vaccine, insbesondere Typhusvaccine und Deuteroalbumosen nach
Paltauf seine Erklärung. Die Entfieberung wäre demnach eine Art
Erschöpfung des Wärmezentrums.

In manchen Fällen, am häufigsten bei Behandlung von Gelenks-
prozessen, tritt eine halbe bis 3 Stunden nach der Injektion Schüttelfrost auf, der in allen Stärken und bis zu einer Stunde andauern kann.
Stärkere Reaktion verlangt symptomatische Behandlung (heiße Tücher,
Wärmeflaschen usw.), doch folgt gerade auf Schüttelfrost meist ein

analgetisches Stadium, das besonders bei schmerzhaften Arthritiden von den Kranken wohltuend empfunden wird.

Schweißausbruch ist meist dem Schüttelfrost angegliedert, bzw. folgt diesem, am häufigsten wiederum bei Behandlung arthritischer Prozesse. Der Puls ist nach Proteininjektionen manchmal um 10 bis 20 Schläge erhöht, und auch der Blutdruck kann vorübergehend eine leichte Zunahme erfahren. Kopfschmerz tritt besonders häufig nach Injektion von Typhus- oder Colivaccine auf, ist sonst im allgemeinen selten. Übelkeit und Erbrechen sind immer ein Zeichen, daß die Dosis zu stark war, entweder zu hoch dosiert oder in Relation auf eine besondere Empfindlichkeit des Patienten. Bei infektiösen Erkrankungen, vorwiegend Typhus, kann es nach Injektion unspezifischer Mittel zu Delirien kommen, die, wenn sie nicht eine flüchtige Erscheinung sind, immer ernst aufzunehmen sind. Nach Injektion von Eiweißpräparaten oder Vaccinen bei nicht akut fieberhaften Erkrankungen kommen Delirien überhaupt nicht vor, ausgenommen bei ausgesprochenen Alkoholikern, bei denen Delirium tremens ausgelöst werden kann, weshalb bei ihnen Eiweißtherapie kontraindiziert ist. In seltenen Fällen folgt der Eiweißtherapie bei intravenöser Anwendung ein vorübergehender Urticariaausbruch oder das Auftreten von Herpesbläschen. Das Schmerzgefühl und das allgemeine Krankheitsgefühl werden oft im Anfang nach den Injektionen gesteigert, eine gewisse nervöse Gereiztheit, eine Aufgeregtheit ist an den Patienten wahrzunehmen, aber alle diese Symptome schwinden bald, und je mehr sich die aktivierte Leistungssteigerung auswirkt, um so mehr schwinden sie, und an ihre Stelle tritt beträchtliche Abnahme des Schmerzgefühles, Schlafsucht oder sogar Euphorie. Wir haben gesagt, daß die durch den Reiz erzeugte leistungssteigernde Wirkung eine funktionelle, nutritive, formative usw. sein kann. Die funktionelle Wirkung nach Eiweißinjektionen manifestiert sich z. B. in einer gesteigerten Drüsentätigkeit, etwa Vermehrung der Milchsekretion (Weichhardt), Zunahme der Gallenabsonderung, des Tränen- und Speichelabflusses. Die Diurese wird angeregt, die menstruelle Blutung verstärkt. Man beobachtet eine deutliche lymphagogene Wirkung, die Serum und Lymphenzyme, eventuell Antikörper und Antifermente werden mobilisiert, die Thrombokinase vermehrt, die Durchlässigkeit der Blutgefäße (Luithlen) geändert, dagegen nicht der Blutzuckergehalt.

Wenn Proteinfragmente ins Blut gelangen, wie z. B. bei Infektionen, so zeigt sich dies als Vergiftung im Fieber an. Zum weiteren Abbau dieser Substanzen zu ungiftigen Abbaustufen dienen vorwiegend die Serumenzyme, die teils aus den Leukocyten, teils aus der Leber stammen. Es gibt solche, die bei saurer, und solche, die bei alkalischer Reaktion wirken. Die Produktion solcher abbauender Proteasen (gegen Eiweiß) und Ereptasen (gegen Spaltprodukte), wird bei Infektionen (Pneumonie), wie überhaupt im Gefolge von Injektionen von Eiweiß und seinen giftigen Spaltprodukten im Sinne der Leistungssteigerung vermehrt, u. zw. zur direkten Abwehr, zur Entgiftung, wobei besonders die Ereptase die eingedrungenen, bereits hydrolisierten, giftig wirkenden Proteine zu ungiftigen Produkten abbaut.

Die nutritive Wirkung läßt sich an der Beeinflussung des Stickstoffwechsels nachweisen. Nach Proteininjektion übersteigt die Stickstoffausscheidung (Weichhardt und Schittenhelm), besonders bei vorbehandelten Tieren, die Menge des eingeführten Stickstoffes ganz erheblich, so daß man annehmen darf, daß vorübergehend ein Abbau körpereigenen Eiweißes stattgefunden habe. Pick hat gefunden, daß bei Meerschweinchen nach subkutanen Seruminjektionen die Leber eine beträchtliche Anreicherung stickstoffhältiger Stoffe aufweist, und daß dies Eiweißspaltprodukte sind, die wahrscheinlich durch Zerfall des arteigenen Lebereiweißes eben unter der Einwirkung dieser Vorbehandlung entstanden sind. Allgemein darf man sagen, daß die oxydativen Zellfunktionen angeregt werden und eine Stickstoffstoffwechselbeschleunigung herbeigeführt wird. Diese Vorgänge prägen sich aber auch sichtbar in der Gewichtskurve aus. So wurden besonders bei unterernährten und selbst kachektischen Kindern nach täglichen Injektionen einiger Kubikzentimeter Pferdeserum (2 bis 4 cm^3) Gewichtszunahmen bis 5 kg im ersten Monat beobachtet.

Die formative Wirkung äußert sich zunächst in einer Vermehrung der geformten Blutelemente, wie Leukocyten, Erythrocyten und Blutplättchen infolge Reizung ihrer Bildungsstätten. Aber auch im retikulo-endothelialen Gewebe sieht man als Folge der formativen Wirkung Zunahme der Zellteilung. Auch das Fibrinogen wird vermehrt und darauf beruht die längst bekannte Wirkung der Seruminjektion zur Blutstillung, z. B. bei Geburten, nach Operationen, bei Hämophilie usw.

Die vasomotorische Wirkung, deren genaues Studium wir Luithlen verdanken, übt vorwiegend ihren Einfluß auf die Durchlässigkeit der Kapillaren aus, mit ihr hängt die Zunahme des Lymphflusses, das Abströmen von Enzymen aus den Geweben usw. innig zusammen.

5. Die sogenannte Herdreaktion.

Die entzündungserregende Wirkung tritt uns am deutlichsten in Form der sogenannten Herdreaktion entgegen, u. zw. an der Stelle, wo ein Entzündungsherd bereits besteht. Ursprünglich ist der Begriff Herdreaktion ausschließlich mit der diagnostischen oder auch therapeutischen Verwendung von Tuberkulin in Verbindung gebracht worden, war also durch eine besondere Erkrankung, die Tuberkulose, begrenzt worden. Bei diagnostischer oder therapeutischer Verwendung von Tuberkulin sah man lokalisierte Prozesse, sogenannte Herde, wie Lupus, Spitzen- und Gelenksaffektion usw. entzündlich aufflackern, ja sogar Aktivierung einer Tuberkulose von solchen Herden aus wurde beobachtet. Man hielt diese Erscheinung der Herdreaktionen längere Zeit als etwas absolut spezifisches und ausschließlich an die spezifischen Eigentümlichkeiten des Tuberkulin und der Tuberkulose geknüpftes. Nach und nach aber wurden immer mehr Beobachtungen bekannt gegeben, daß im Gefolge verschiedener, therapeutischer Maßnahmen eine ähnliche Mitbeteiligung tuberkulöser Herde gesehen wurde, insbesondere während oder im Anschlusse allgemeiner oder lokalisierter interkurrenter Infektionen, bei Anwendung von Vaccinen, Salvarsan usw., und im Volke war es längst bekannt, daß im Gefolge von Kropfbehandlung mit Jod, einer ausgesprochen organotropen Substanz, bis dahin klinisch gar nicht manifest gewesene Tuberkulose, auftreten, d. h. nach unserer Auffassung aktiviert werden könne, ebenso wie wir es nach überdosierter Anwendung von Tuberkulin sehen. (Auch die Aktivierung tuberkulöser Herde während der Schwangerschaft darf man vielleicht auf die Einwirkung von Eiweißspaltprodukten, die während der Schwangerschaft entstehen und auf diese Herde einwirken, zurückführen.)

Es besteht demnach kein Zweifel mehr, daß tuberkulöse Herde nicht einzig und allein auf Tuberkulin, d. h. also streng spezifisch reagieren, sondern eine ähnliche Reaktion auch mit anderen unspezifischen Mitteln erreicht werden kann. Die klinische Erfahrung lehrte weiter, daß andere, u. zw. nicht tuberkulöse Entzündungen ebensowohl auf Tuberkulin als auf verschiedene Eiweißinjektionen Herdreaktionen geben. Schmidt zeigte, daß gewisse Formen der tuberkulösen Arthritis durch Milch ebenso zur Herdreaktion gebracht werden können, wie durch Tuberkulin, das reich an Eiweißspaltprodukten ist, daß aber nicht tuberkulöse Arthritiden wiederum auf Tuberkulin ebenso reagieren, wie auf unspezifische Proteine. Wir dürfen also wohl allgemein sagen, daß die Herdreaktion als solche eine unspezifische Reaktion ist. Und doch spielt, wie wir sehen werden, in dieser Allgemeinheit bei verschiedenen Erkrankungen die spezifische Komponente eine unverkennbare Rolle, denn die im tuberkulösen Herde durch Tuberkulin hervorgerufene Herdreaktion ist viel ausgeprägter und tritt bei vielmals geringerer Dosierung in Erscheinung als bei Anwendung anderer Proteinsubstanzen, denen diese spezifische Komponente fehlt; ähnliche Wirkung sehen wir auch bei gewissen Formen der tertiären Lues nach intrakutanen Einspritzungen von Luetin, ferner bei Trichophytie usw. auftreten.

Welches sind nun die Erscheinungen, die die Herdreaktion ausmachen? Als nächste Folge der Injektion tritt die Entzündung stärker auf, die Rötung, die Hyperämie kann ad maximum gesteigert werden, die Schmerzen nehmen zu, und dies ist am akut wie chronisch entzündeten Gewebe zu beobachten. Die Durchlässigkeit der Zellmembranen wird geändert (Luithlen), besonders jene in den Kapillaren, aber auch in den Nervenzellen, deren Reizschwellen dadurch herabgesetzt und das Schmerzgefühl gesteigert wird. Diese Symptome prägen die erste sogenannte negative Phase aus, der die zweite positive folgt, und die sich folgendermaßen kennzeichnet: Die zunehmende Entzündung bedingt erhöhte Exsudation am Herde und einen verstärkten Lymphstrom, der reichlich Enzyme, Leukocyten und Antikörper usw. zuführt, die infolge der allgemein gesteigerten Zelltätigkeit in erhöhtem Maß ausgeschieden wurden und mit diesen vermehrten Hilfsmitteln beginnt neuerlich der Kampf gegen das infizierende Agens und das Bestreben des Organismus, an Ort und Stelle wieder normale Verhältnisse zu schaffen. Es wird nicht nur das toxische Material am Herde selbst zerstört und resorbiert, auch die Gewebszellen selbst werden weniger giftempfindlich, weil der vorausgegangenen erhöhten Durchlässigkeit der Zellmembranen nunmehr eine Herabsetzung folgt. Und damit wird der Heilungsprozeß eingeleitet.

Im allgemeinen ist die Auffassung richtig, daß, je stärker sich die erste, die negative Phase ausprägt, desto intensiver auch die zweite, die positive, in Erscheinung treten wird. Das heißt mit anderen Worten, je ausgeprägter die ersten Auswirkungen am Herde sich zeigen (gesteigerte Entzündung, Zunahme des Schmerzes usw.), desto besser wird die nachfolgende Heilwirkung sein. Diese Beobachtung wurde aber fälschlich auch auf das Fieber, als dem Ausdruck einer Allgemeinreaktion des Organismus, übertragen, indem man annahm, daß, je ausgeprägter der Einfluß einer Proteininjektion auf die Temperaturzunahme wirke, um so intensiver auch die Herdreaktion ausfallen müsse. Und deshalb sei nochmals wiederholt, daß wir sehr wohl gute Herdreaktion und Abheilung lokaler Prozesse (z. B. tertiäre Hautsyphilis, Augenerkrankungen) auch ohne Fieber erzielen können, umgekehrt durch zu starke Reaktion die Zelltätigkeit am empfindlichen Herde überreizen und dadurch die Zellen schädigen können. Ist einmal das Zellprotoplasma am Herde durch eine richtig dosierte Proteininjektion aktiviert worden, dann kann die Protoplasmaanregung durch Resorption toxischer, meist infolge der einsetzenden Verdauung freiwerdender Spaltprodukte, z. B. durch Einschmelzung von nekrotischen Geweben usw., am Herde selbst in Gang erhalten bleiben.

Schmidt hat die Entzündungsherde in drei Gruppen geteilt: 1. Entzündungsherde infektiösen Ursprungs, 2. örtlich begrenzte Entzündungsvorgänge endogenen oder traumatischen Ursprungs und 3. Diathesen. Alle diese Herde lassen sich durch unspezifisches Protein aktivieren. Zur ersten Gruppe rechnen wir z. B. latente Anginen, Arthritiden, Blinddarmentzündungen, Entzündungen der Augen, Adnexe, Fistelbildungen, latente Malaria usw., zur zweiten toxische Arthritiden vom Poncettypus, toxische Entzündungen der Nieren, Augen, des Respirationstraktes (Gasvergiftung), Gicht, heilende Frakturen usw. und schließlich zur dritten Gruppe Tabes, Paralyse, chronischen Alkoholismus, vielleicht gewisse Formen von Epilepsie.

Zur Erzeugung von Herdreaktion können außer der Injektion von Proteinkörpern sehr wohl auch im Sinne der schon besprochenen Gegenreizung alle Vorgänge hinreichen, die im Organismus selbst einen Zellzerfall, einen Eiweißabbau bedingen. So kann eine Angina die Veranlassung zum Aufflammen einer bis dahin latenten Blinddarmentzündung werden, u. zw. durch reine Gegenreizung und nicht, weil die Strepto- oder Staphylokokken aus den Tonsillen zum Blinddarm verschleppt worden sind. Ebenso kann eine Angina oder Influenza eine Tuberkulose durch Herdreaktion aktivieren, ein Trauma eine tuberkulöse Arthritis zur Entwicklung bringen. Wir können bei latenter Malaria durch Herdreaktionen in der Milz einen Malariaparoxysmus auslösen, so durch Röntgenbestrahlung, Bäder, Diätfehler, Erkältungen, Vaccineinjektionen usw. Wir aktivieren latente Gonokokkenherde durch Vaccine, Protargol (Provokationsmethoden) usw. Jeder, der gegen Typhus in mehrtägigen Intervallen geimpft wurde, wird sich erinnern, wie nach der zweiten Injektion die oft weit entfernt liegende Impfstelle der ersten Injektion zu jucken beginnt; eine typische Herdreaktion einfachster Form. Daraus, daß eine Herdreaktion zur Aktivierung einer Tuberkulose (überdosierte Tuberkulinbehandlung), zu einer akuten Blinddarmentzündung, zum Ausbrechen eines Deliriums tremens usw. führen kann, ergibt sich für die Therapie eine wichtige Tatsache, auf die wir eingehender bei Besprechung der Dosierung zurückkommen wollen.

Wir haben also gesehen, daß die Herdreaktion als solche eine allgemeine Erscheinung ist und mit den verschiedensten proteinogenen Substanzen und im Wege der Gegenreizung provoziert werden kann. Und doch müssen wir auf Grund der klinischen Beobachtung auch der Herdreaktion eine gewisse Spezifität zuerkennen. Wir sehen tuberkulöse Herde auf minimalste Tuberkulinmengen reagieren, wogegen wir, um einen ähnlichen Effekt mit proteinogenen Substanzen zu erzielen, weitaus größere Mengen anwenden müssen. Das gleiche gilt für Behandlung von Epididymitis mit Gonokokkenpräparaten oder Milch. Es gelingt nach einigen Versuchen, aufschießende Furunkel durch Einreibung mit Strepto- und Staphylokokkenabbauprodukten in Salben- oder Pflasterform (z. B. Histoplast)[1] zu ausgesprochener Herdreaktion zu bringen,

---

[1] Ein gleichwirksames Präparat wird auch vom Wiener Serum-Institut in den Handel gebracht.

obgleich sie bei Anwendung anderer Proteine gar nicht oder viel
schwächer reagieren. Die auf die Injektion von Trichophytin auftretende lokale und Herdreaktion ist ebenfalls etwas spezifisches. Und
wenn wir schließlich nochmals auf den tuberkulösen Herd zurückkommen, so sehen wir, daß auf Proteinkörperinjektionen im allgemeinen
nur die exsudativen Formen reagieren, oder wenn die bindegewebige
Abkapselung unvollständig oder labil ist. Bei Anwendung von Tuberkulin aber können auch die bindegewebig völlig abgekapselten Herde
zu intensiver Reaktion gebracht werden, was man allerdings zumeist
vermeiden will. Alle diese Erscheinungen, die sich noch mit dem
Angeführten lange nicht erschöpft haben, sprechen dafür, daß wenigstens bei infektiösen Herden das betreffende Gewebe eine spezielle Sensibilisierung seiner Zellen aufweist. Wir können auch annehmen, daß
die durch den infektiösen Prozeß in den Gewebszellen erzeugte Erregbarkeitsänderung in der Richtung verschoben wurde, daß nunmehr die
Zellen auf jenen Reiz, der durch Eiweißspaltprodukte des betreffenden
Erregers gesetzt wird, viel empfindlicher ansprechen als auf andere
unspezifische Proteine, für die die Reizschwelle viel höher liegt, weshalb
auch viel mehr Substanz zugeführt werden muß. Diese Tatsache scheint
mir auch im gewissen Sinne dagegen zu sprechen, daß das der Proteinkörpertherapie zugrunde liegende wirksame Prinzip nur in den aus dem
eigenen Körpereiweiß entstehenden Spaltprodukten zu suchen sei.

Wir können also sagen, daß Herdreaktionen allgemein mit proteinogenen Substanzen hervorgerufen werden können, daß aber die dabei in Erscheinung tretenden qualitativen Unterschiede für eine gewisse Spezifität sprechen, die zwischen Reizmittel und Reizempfindlichkeit besteht. Diese Tatsache ist insbesondere wichtig für die Therapie der
Tuberkulose, deren ganzes Problem neuerdings durch die vielfach vor-
geschlagene Behandlung mit unspezifischen Mitteln aufgerollt wurde.

Wenn wir zum besseren Verständnis einen bildlichen Vergleich
heranziehen dürfen, dann lägen die Verhältnisse ähnlich wie in der
Radiotelegraphie. Obgleich eine bestimmte Empfängerstation (sensibili-
sierter Herd) die von den verschiedensten Sendestationen (Protein-
körperinjektion) ausgesandten Wellen mehr oder weniger deutlich aufzunehmen vermag, ist sie doch auf eine ganz bestimmte Welle ihrer
zugehörigen Sendestation eingestellt. Nur auf diese reagiert sie
prompt und klar, andere Sender werden in dem Ausmaß besser oder
schlechter aufgenommen als sich ihre Wellen der Eigenart jener
Wellen nähern oder entfernen, die der zugehörigen, abgestimmten
Sendestation eigen sind. Dies gilt im besonderen nur für die Herdreaktion; je omnizellulärer, je allgemeiner die zu erzielende Proteinwirkung sein soll, um so mehr verflacht sich der Wert der spezifischen

Komponente des anzuwendenden Mittels, es tritt vielmehr die in ihm vorhandene größere oder geringere dynamische Reizstärke, bzw. Giftwirkung als solche an deren Stelle und in den Vordergrund. Dies sehen wir am deutlichsten bei therapeutischer Behandlung der Diathesen, z. B. der Paralyse und Tabes; hier steht die hohe Giftigkeit, die starke Reizwirkung des anzuwendenden Mittels im Vordergrund, und das Eintreten dieser beabsichtigten Wirkung zeigt uns am besten das der Injektion folgende Fieber an. Ich glaube, daß man im Sinne Wagner-Jaureggs sagen darf, daß zur Behandlung der Paralyse und Tabes nur solche proteinogene Substanzen brauchbar sind, die so giftig, von so starker allgemeiner Reizwirkung sind, daß sie Fieber erzeugen. Das Fieber selbst darf nur als Indikator hiefür, nicht aber als Heilfaktor angesehen werden, sonst wäre Ursache und Wirkung verwechselt. Alle Proteine, denen die Reizstärke, die zur Fiebererzeugung als Allgemeinsymptom notwendig ist, mangelt, werden keinen Erfolg in der Behandlung der Diathesen bringen. Die Zellentätigkeit ist bei diesen Erkrankungen im betroffenen Gewebe träge und schwer anzufachen, weil auch die Reizschwelle stark erhöht ist. Ganz anders im akut entzündlichen Gewebe des infektiösen Herdes, wo die Reizschwelle, wie im tuberkulösen Gewebe, oft tief herabgesetzt sein kann, und allgemein schwache Reize am Herde selbst so stürmische Vorgänge auslösen können, daß dann der von hier aus eingeleitete Gewebszerfall zur starken Allgemeinreaktion, zum Auftreten hohen Fiebers führen kann. Und deshalb richtet man auch in der Tuberkulintherapie den Blick so ängstlich auf die Fieberkurve, weil man jede zu starke Herdreaktion hier vermeiden muß.

Wir können aber auch durch die Proteintherapie die Tätigkeit der Zellen ebenso gut nach der einen wie nach der anderen Richtung beeinflussen, wir können sie heben und beschleunigen, herabsetzen und abschwächen. Ist das angewandte Mittel zu giftig oder zu stark dosiert für die Reizempfindlichkeit der betreffenden Zelle, dann folgt der vorübergehend erzeugten beschleunigten Tätigkeit gar bald Ermüdung, Erschöpfung, ja selbst der Tod des Zellplasmas, der Zerfall. Dasselbe kann man beobachten, wenn man größere Dosen eines zuerst gut wirksamen Mittels wiederholt und zu oft injiziert, es führt dann zur Überlastung der Zelltätigkeit, es tritt Ermüdung und Erschöpfung ein, ein Zustand, den wir proteinogene Kachexie nennen. Dies illustriert am besten eine Beobachtung Wagner-Jaureggs. Die mit Malaria behandelten Patienten blühen im Verlaufe und nach Abbruch der Kur förmlich auf, das ganze Aussehen der Patienten nimmt an Frische zu, ebenso steigt die Gewichtskurve, weil der durch die Malariaanfälle gesetzte Reiz nach jeder Richtung aktivierend wirkte. Demgegenüber stehen die schweren Kachexien, die wir fast immer im Gefolge der chronischen Malaria auftreten sehen, wo die ständige Reizwirkung schließlich zur Ermüdung und Erschlaffung der Zelltätigkeit, eben zur Kachexie führt.

Auch eine andere Erscheinung dürfte darin ihre ungezwungene Aufklärung finden. Man hat gegen die von Wagner-Jauregg eingeführte Malariatherapie den Einwurf erhoben, daß Luetiker, die auf natürlichem Weg mit Malaria infiziert wurden, später trotzdem an Paralyse erkrankten. Dies erscheint nun ohneweiters verständlich, weil bei langdauernder Malaria eine Erschöpfung der Zellentätigkeit eintritt, die dem Heileffekte der künstlich hervorgerufenen Malaria, deren Einwirkung nur relativ kurze Zeit dauert, nicht gleichgesetzt werden kann. Der durch die Infektion hervorgerufene Reiz bewirkt eine Mobilisierung der Abwehrkräfte für eine bestimmte Zeitspanne, aber darüber hinaus würde die ewige Alarmierung zu Übermüdung, zur Abspannung, zu verminderter Leistung führen. Auch den Ausgangspunkt für die seinerzeit von Wagner-Jauregg beobachtete günstige Einwirkung gewisser fieberhafter Erkrankungen auf Psychosen bildeten akut fieberhafte Erkrankungen, nicht chronische, langandauernde, zur Kachexie führende. Dazu kommt weiters der Umstand, daß es nicht ganz gleichgültig sein wird, zu welchem Zeitpunkt der Luetiker die fieberhafte Erkrankung und die damit zusammenhängende, kurze Zeit andauernde Aktivierung seiner Zellen durchmacht. Für die Paralysefragen dürfte dieser Zeitpunkt dann gegeben sein, wenn die luetischen Schädigungen der Nerven oder Hirnsubstanz beginnen oder manifest geworden sind, denn zu diesem Zeitpunkt soll die Alarmierung der Abwehrkräfte in Form gesteigerter Lebenstätigkeit der Zellen einsetzen. Setzt sie, wie dies bei natürlicher Malariainfektion leicht der Fall sein kann, zu früh und zu oft ein, dann wird gerade zu dem Zeitpunkt, wo die Nervenzelle durch die luetische Erkrankung bedroht ist, auch ein neuerlicher Malariaanfall keine Aktivierung mehr erzeugen. Fallen die ersten Anfälle einer natürlichen Infektion jedoch in die für die Aktivierung günstige Zeitperiode, dann werden sie den gleich günstigen Erfolg haben, wie die künstliche Infektion Wagner-Jaureggs, die sofort abgebrochen wird, wenn sie ihren Zweck erfüllt hat und dadurch jede Gefahr nachfolgender Kachexie ausschließt, deren Möglichkeit bei natürlicher Malariainfektion mit allen ihren Folgen, wenn sie chronisch wird, immer besteht. Es ist also die Dosierung des Mittels von großer Bedeutung, besonders, wenn es sich um ein an sich sehr giftiges Präparat handelt. Aber es ist ebenso schwer, in dieser Richtung Regeln aufzustellen wegen der jeweils im Individuum selbst gelegenen individuellen Unterschiede; wir führen als Beispiel den so empfindlichen Tuberkulotiker zum Unterschiede vom Paralytiker an.

6. Die Grundsätze der Proteinkörpertherapie.

Vor allen Dingen müssen wir uns als Richtlinie dienen lassen, daß die Proteinkörpertherapie, so ausgedehnt ihr Anwendungsgebiet auch ist, in erster und letzter Linie zur Anregung bis zur höchsten Mobilisation aller Schutzkräfte des Körpers für eine vorübergehende Zeitspanne dienen soll, mag die Auswirkung dieser Alarmierung nun dem Gesamtorganismus oder einzelnen Gewebsteilen im Abwehrkampfe zugute kommen. Dazu ist es aber notwendig, daß die betreffenden Gewebszellen noch reaktionsfähig sind und daß, wenn dies der Fall ist, das betreffende Mittel je nach seiner Giftigkeit in einer solchen Dosierung gegeben wird, daß es die Aufnahmsfähigkeit der Zellen nicht überlastet, ihre Funktion nicht zu stark in Anspruch nimmt und diese nicht abschwächt. Aus diesem Grund ist es besonders bei Verwendung von Vaccinen ganz verfehlt, wahllos hohe Dosen zu geben oder hohes Fieber provozieren zu wollen. Dies gilt besonders in der Therapie infektiöser Erkrankungen, wo die Verwendung von Proteinkörpern möglichst frühzeitig erfolgen soll, bevor der Organismus schon erschöpft ist. Die Injektionen sollen mit kleinen Dosen und intramuskulär begonnen werden. Eine Sensibilisierung mit Spaltprodukten ist nicht zu befürchten, im Gegenteil, es tritt eher eine Art Gewöhnung gegen das Mittel ein, so daß die Dose gesteigert werden muß. Will man aber im speziellen Fall besonders starke Wirkung erzielen, so injiziert man intravenös und gibt giftigere Substanzen, wie Typhus oder Colivaccine. Für schwache, allgemeine und gute Herdreaktion eignet sich sterilisierte Milch, für verstärkte Reaktion ungekochte Marktmilch. Will man nur allgemeine Reaktion, die Herdreaktionen aber möglichst vermeiden, so injiziert man abgelagerte Sera, z. B. Pferdesera, und wiederholt die Injektion nach Bedarf.

Es ließen sich noch eine ganze Reihe allgemeinerer Regeln aufstellen, doch ersetzen sie niemals die verständnisvolle, individuelle Behandlung, die der geschulte und an Beobachtung gewöhnte Arzt sich im besonderen Fall selbst und bei Einhaltung der vorhin erwähnten allgemeinen Grundsätze zurechtlegen wird.

Ausgeschlossen von der Proteintherapie sollen Leute mit schwereren kardialen Veränderungen, wie Klappenfehlern, Myocarditis mit Gefäßveränderungen, ferner mit ausgesprochenen chronischen oder infektiösen Nierenentzündungen, sowie schwere Alkoholiker usw., sein. Das gleiche gilt für Typhuskranke, die schon in der dritten Woche oder später stehen, Lungenkomplikationen oder Neigung zu Blutungen aufweisen. Gewisse Vorsicht ist bei Behandlung Schwangerer oder Diabetiker geboten. Bei Verwendung der milderen Mittel, z. B. von Serum, kann es allerdings zu anaphylaktischen Erscheinungen kommen, die aber, wenn nicht intravenös injiziert wurde, nicht allzusehr zu fürchten sind, und als solche, wie ich tierexperimentell nachweisen konnte, selbst die Widerstandskraft des Organismus zu steigern vermögen; Smith hat schon lange vorher von dieser Tatsache in der Proteintherapie beim Menschen Gebrauch gemacht. Auch kann die Proteintherapie niemals anerkannt wirksame spezifische Maßnahmen ersetzen. So wird z. B. ein Schutz- oder Heilerfolg bei Diphtherie oder Tetanus nur mit dem spezifischen antitoxischen Serum erzielt, wenngleich die milde Proteinwirkung des Serumeiweißes als solches auf ein durch Diptheriegift geschädigtes Herz außer Zweifel steht[1]). Aber diese ist vorübergehend, und vor der weiteren Giftwirkung schützt nur das eingespritzte Antitoxin. Ebenso wird die Proteinbehandlung die bekannte ätiotrope Wirkung gewisser Mittel niemals ersetzen, nur wesentlich unterstützen können, z. B. Chinin bei Malaria, Salizyl bei Arthritis, Quecksilber bei Syphilis usw., indem sie deren Resorption beschleunigt und den Organismus in seiner Widerstandskraft hebt. Deshalb wurde und wird vielfach die ätiotrope Behandlung mit der Proteintherapie kombiniert. Auch verwendet man besonders in Deutschland immer mehr proteinogene Substanzen als unterstützenden Faktor in der spezifischen Therapie, indem man diese mit Vaccinen in irgend einer Form verbindet, wie Gono- oder Staphylo-Yatren usw., in Form einer Kombination von Eiweiß, Jod und spezifischen Vaccinen.

7. Das Verhalten der Haut.

Bevor wir zum speziellen Abschnitt der Proteintherapie übergehen, müssen wir noch einiges über das Verhältnis der Haut zur unspezifischen Behandlung vorausschicken, dessen Kenntnis besonders für die diagnostischen Methoden notwendig erscheint. In jüngster Zeit werden nämlich, ähnlich wie mit Tuberkulin, mit einer Reihe anderer proteinogener Substanzen zu diagnostischen Zwecken Einreibungen oder Injektionen vorgenommen, da sich immer mehr herausgestellt hat, daß die Haut ein besonderes Organ mit ganz eigenen Immunitätsverhältnissen darstellt. Wenn wir als Beispiel die Tuberkulinempfindlichkeit der Haut betrachten, so sehen wir, daß sich die Reaktionsfähigkeit der Haut gegen Tuberkulin von der Geburt an ständig ändert. Zuerst völlig negativ, nimmt sie bis zum reifen Alter ständig zu, um schließlich auf einer gewissen Höhe stehen zu bleiben. Bei tuberkulöser Erkrankung ist diese Reaktionsfähigkeit so gesteigert, daß sie zur Diagnosestellung benützt wird. Aber diese Erscheinung ist keine absolut konstante, sie

---

[1]) Darauf beruht der manchmal beobachtete günstige Heilerfolg mittelwertiger Sera wegen der größeren Eiweißmenge, die injiziert wird, im Gegensatz zur Verwendung sehr hochwertiger Sera, wo nur einige Kubikzentimeter einverleibt werden.

wird beeinflußt und kann zum Erlöschen gebracht werden, z. B. bei Kachexien, akuten Erkrankungen und Schwangerschaft. Ebenso sehen wir, daß bei solchen Zuständen die sonst eintretende Reaktion der Haut bei Anwendung von Zugpflastern völlig fehlt und erst mit dem Abklingen derselben wieder hergestellt werden kann. Allgemein aber kommt es im Laufe des Lebens zu einer eigenartigen Umstimmung, zu einer besonderen Empfindlichkeit, zur „Sensibilisierung" oder „Allergie" der Haut. Nicht nur gegen Tuberkulin und die in ihm enthaltenen reichlichen anderen eiweißartigen Substanzen, sondern gegenüber verschiedenen Proteinen kann eine solche Allergie bestehen, eine Tatsache, auf die wir noch ausführlicher bei Besprechung des Heufiebers und des Asthma zurückkommen werden, wo es ähnlich wie bei Tuberkulose zu einer ausgesprochenen Hypersensibilisierung der Haut kommen kann, die dann klinisch zur Diagnosestellung verwertet wird. Alle sogenannten Pseudoreaktionen der Haut, wie wir sie z. B. beim Schickschen Diphtheriediagnostikum zur Prüfung auf Diphtherieimmunität oder bei Verwendung von Luetin unspezifisch auftreten sehen, sind auf solche, im Laufe des Lebens eingetretene Umstimmungen der Haut, auf Sensibilisierung gegen Eiweißspaltprodukte zurückzuführen, und diese Kenntnis ist für den Kliniker zur Abtrennung und Unterscheidung der wirklich diagnostisch verwertbaren Hypersensibilität von großer Bedeutung.

Wir können nun diese „Allergie" der Haut durch Injektion von Eiweiß, überhaupt von kolloidalen Substanzen herabsetzen oder auch erhöhen und dies scheint auf einer Änderung, bzw. Beeinflussung der Durchlässigkeit der Kapillaren zu beruhen.

Der Haut fällt eine wichtige Schutzfunktion für den Organismus zu, sie ist ein Sekretionsorgan und zugleich ein Filter, ähnlich wie die Niere. In der Haut werden Enzyme ausgeschieden, die besonders bei jugendlichen Individuen zum Abbau der Eiweißspaltprodukte dienen (Ereptasen), während sich beim Erwachsenen vorwiegend Proteasen finden, die ihrerseits erst aus dem Eiweiß die betreffenden Spaltprodukte bilden. Diese Fermentation kann nun im Sinne der Aktivierung angeregt oder herabgesetzt werden. Ist ein kranker Herd in der Haut vorhanden, Papeln, Lupus, oder Trichophytieherde usw., so können dann die aus dem Eiweiß gebildeten Spaltprodukte an den besonders sensiblen Zellen dieser Herde zum Aufflammen der Entzündung, zur Herdreaktion führen, wobei wiederum für die Stärke des Ausschlages die spezifische Komponente des Eiweißspaltproduktes mit maßgebend sein wird. Wir können uns aber auch vorstellen, daß durch eine Proteininjektion lediglich die Ausscheidung von Proteasen wesentlich erhöht wurde, und infolge dieser Erhöhung eine lebhaftere Verdauung des am Herde vorhandenen, im Absterben begriffenen, unverdauten Proteinmateriales einsetzt, wodurch die aktivierenden Spaltprodukte erst an Ort und Stelle gebildet und freigemacht werden.

Für das diagnostisch so wichtige Auftreten mancher kutanen Reaktionen gibt es zwei Erklärungen. Einmal können wir annehmen, daß es, entweder im Laufe einer Infektion oder in anderen Fällen durch Eindringen von Eiweiß durch die Schleimhäute des Verdauungs- oder Respirationstraktes hindurch, zu einer Sensibilisierung der Hautzellen, d. h. zu einer gesteigerten Empfindlichkeit gegen eben diese Stoffe, bzw. ihre Spaltprodukte, kommt, oder aber, daß sich unter derselben Einwirkung Proteasen von besonderer Aktivität und Beziehung zu diesen Eiweißkörpern ausbilden. In beiden Fällen wird, wenn man dieses Eiweiß in die Haut einspritzt, das daraus entstehende giftige Spaltprodukt am Orte der Injektion eine mehr oder weniger ausgesprochene Entzündungsreaktion hervorrufen. Wo diese Sensibilisierung fehlt, fehlt auch die besondere Empfindlichkeit der Hautzellen oder das Ferment, das die Aufspaltung des Eiweißes so rasch herbeiführt und damit die Giftbildung, die die Entzündung hervorruft. Auf diesen Vorgängen beruhen im wesentlichen die intrakutanen, diagnostischen Reaktionen und ihre Kontrollen, ausgenommen die Schicksche Prüfung auf Diphtherieimmunität (Antitoxine). Es erscheint nach den neueren Forschungen die Annahme sehr berechtigt, daß die Haut als eigenes Organ eine ganz besondere Beziehung zur Resistenz überhaupt besitzt. Sehen wir doch auch bei allen exanthematösen Erkrankungen, ferner bei der Syphilis usw. die Beteiligung der Haut mit im Vordergrunde stehen und in ihr Vorgänge sich abspielen, die vielleicht nicht mit Unrecht zum ganzen Heilungsprozeß in Beziehung gebracht werden. Tatsächlich tritt bei den exanthematischen Erkrankungen mit dem Verblassen des Exanthems der Abfall des Fiebers und vielfach die Einleitung der Rekonvaleszenz in Erscheinung, und unter den Syphilidologen sind viele der Ansicht, daß stark ausgeprägte Mitbeteiligung der Haut eine günstigere Prognose anzeigt.

Es gibt Leute, die von Haus aus eine erhöhte Empfindlichkeit der Haut gegen gewisse Medikamente und Drogen aufweisen, aber auch gegen Infektionen, z. B. Furunkulose und Erysipele, die nach überstandener Infektion statt Immunität eine noch erhöhtere Empfänglichkeit erworben haben, die immer wieder zu Rezidiven führt. Ebenso finden wir Menschen, die für Ekzeme, Urticaria, Herpes, Pruritus usw. direkt zu inklinieren scheinen. Diese veränderte Reaktionsfähigkeit der Haut, auf verschiedene, an sich oft kleine und vom normalen Organismus gar nicht als solche empfundene Reize allgemein zu reagieren, müssen wir wohl im Sinne des Vorausgestellten ebenso als eine Sensibilisierung auffassen, wie wir sie auch bei manchen chronischen Erkrankungen (Tuberkulose) auftreten sehen, nur daß bei diesen die Ursache dafür nicht so klar zutage liegt. Es spricht aber vieles dafür, daß wir die Quelle dafür im Magen-Darmtrakte, vielleicht auch im speziellen Fall in den Tonsillen suchen dürfen. Die Haut befindet sich dann, ähnlich wie ein Herd, aber in ihrer Gesamtheit als Organ, in einem Status irritabilis, in einer erhöhten Empfänglichkeit gegenüber verschiedenen Reizen, wahrscheinlich zumeist eingedrungenen Proteinen und Spaltprodukten, wie wir dies beim Heufieber und seiner Auswirkung auf die Schleimhäute beobachten können.

Umgekehrt ist der Einfluß der Haut, wenn bestimmte Einwirkungen als Reize ihre normale Funktion, ihre Reaktionsfähigkeit ändern, auf den Gesamtorganismus oder auf einzelne Organe und Herde unverkennbar, ja sogar therapeutisch im Sinne der Proteinkörpertherapie verwertbar. Die durch Verbrennungen der Haut hervorgerufenen schweren Allgemeinerscheinungen werden heute wohl unbestritten als Eiweißzerfallstoxikose (H. Pfeiffer) angesehen und in demselben Sinne sind die Wirkungen aller Mittel, die in mehr oder minder abgestuftem Ausmaße die Entstehung von Proteinspaltprodukten in der Haut hervorrufen, aufzufassen. Ein durch Sonnenstrahlen hervorgerufenes Erythem kann bei progressiver, zu Hämoptoe neigender Tuberkulose die schädlichsten Herdreaktionen hervorrufen, oder es kann durch längere Sonnenbestrahlung eine latente Tuberkulose aktiviert werden. Wird die Reizung richtig dosiert und jede Überreizung vermieden, dann tritt der erwünschte therapeutische Erfolg ein, nicht aber weil eine spezifische oder direkte Wirkung durch die Sonne auf die Tuberkulose erzielt wird, sondern weil die in der Haut durch das Erythem entstandenen Spaltprodukte nach erfolgter Resorption schwache, aber heilwirkende Herdreaktionen auslösen. Ebenso bekannt ist der günstige Einfluß der Heliotherapie bei Anämien durch sekundäre Reizung des hämatopoetischen Systems, bei Unterernährung, chronischen Infektionen, Arthritiden, Neurasthenie usw. Auch der Umstand, daß Luetiker jener Schichten, die viel Sport treiben oder durch ihren Beruf (Militär, Bauern usw.) häufiger Proteinwirkung (z. B. Sonne) ausgesetzt sind, scheinbar weniger Paralytiker stellen, als Stubenhocker und Städter, dürfte darin seine Begründung finden. Ich glaube, eine gute Statistik darüber wäre sehr belehrend.

Daß es sich nun bei allen diesen Erscheinungen um besondere Vorgänge in der Haut handelt, geht auch daraus unzweideutig hervor, daß man durch Injektionen von proteinogenen Substanzen viele Herdreaktionen, u. zw. an ganz entfernten Stellen von der Injektionsstelle am besten durch intrakutane Einspritzung, auslösen kann. Die von der Injektionsstelle weit abliegenden Herde werden oft lange nicht so stark aktiviert, wenn man dasselbe Mittel statt intrakutan intramuskulär, intravenös oder ins Unterhautzellgewebe injiziert. Auch sind bei intra-

kutaner Anwendung ein und desselben Mittels oft viel geringere
Dosen notwendig, um denselben Zweck zu erreichen, als bei intramus-
kulärer oder intravenöser Einspritzung. Hieher sind auch die
Wirkungen der Tuberkulineinreibungen in die Haut nach Pondorf, als
Fernwirkungen auf Herde ganz verschiedenster Herkunft und verschiedenster Art, zu rechnen. Es scheint, als ob das Wesentliche für das
Zustandekommen eines Heileffektes durch die in der Haut hervorgerufene Entzündung, aber nicht durch das angewandte Mittel bedingt
sei. Die Art des letzteren kommt, wie wir schon bei Besprechung der
Herdreaktion gesehen haben, als Spezifikum nur dann in Betracht,
wenn im Laufe chronischer Einflüsse eine besondere Umstimmung, eine
besonders eingestellte Empfindlichkeit der Hautzellen vorliegt, d. h.,
wenn das Zellplasma mit seiner ohnehin herabgesetzten Reizschwelle
durch ein bestimmtes Spaltprodukt besser und intensiver getroffen
wird als durch andersartige Stoffe. Es ist bekannt, daß eine Anregung
des Hautstoffwechsels sehr günstigen Einfluß auf den Gesamtorganismus
nimmt, und umgekehrt auch, daß gerade Dermatosen der verschiedensten Art, wie Urticaria, Ekzeme, Psoriasis, Pruritus usw. durch
unspezifisches Verfahren günstig beeinflußt und geheilt werden können.
Die Dermatologen benützen dazu vielfach die Autoseruminjektion, doch
lassen sich auch gute Erfolge mit Pferdeserum oder Milch erzielen, die
besonders dann zu bevorzugen sind, wenn mehrmalige Injektionen notwendig sind. Auch Terpentin, Aderlässe, kolloidale Kieselsäure werden
zum gleichen Zwecke vielfach in der Dermatologie angewendet.

8. Indikationen.

Was nun die Proteintherapie im allgemeinen betrifft, so geht ja
aus dem Vorausgesagten schon hervor, daß ihr Anwendungsgebiet ein
ungeheuer großes ist.

Kontraindikationen sind eigentlich, wie schon erwähnt, nur gewisse
entzündliche Herz- oder Nierenkrankheiten, ferner chronischer Alkoholismus, zu Hämoptoe neigende Tuberkulose und gewisse Arten von
Epilepsie. Allerdings muß man immer gewärtig sein, bei einer Protein-
therapie im Organismus vorhandene chronische oder akut entzündliche
Herde eventuell mitzutreffen, und deshalb wird man je nach der Sach-
lage, um unerwünschte Nebenwirkungen zu vermeiden, in solchen
Fällen vorsichtiger zu Werke gehen müssen. Ich nehme nur als Beispiel
unerwünschter Mitbeteiligung anderer Herde das Rezidivieren einer
Cholelithiasis oder Malaria, das akute Aufflackern alter ruhender
Prostata- oder Gelenksentzündungen, das Auftreten eines bronchialen
Asthmaanfalles. Doch sind dies seltenere Erscheinungen und sie
schränken das Anwendungsgebiet dieser Therapie kaum wesentlich ein.

Wenn wir uns nochmals, aber für den speziellen Fall, die Frage vorlegen, welches Mittel wohl am besten zur Anwendung kommen und in welcher Dosierung es gegeben werden soll, müssen wir vorausschicken, daß in jedem Falle zunächst ein Faktor im Vordergrund steht, nämlich die individuell sehr verschiedene Reaktionsfähigkeit und Reizempfindlichkeit des Gewebes, des Zellplasmas. Grundbedingung ist, daß letztere beide überhaupt noch vorhanden sind, denn wo sie fehlen, wie bei vorgeschrittener Paralyse, bei schweren Kachexien usw., dort haben wir von der Proteintherapie, selbst wenn wir sie bis zum stärksten Fieber forcieren könnten, nichts mehr zu erwarten. Auch in solchen Fällen, wo zwar noch eine gewisse Reizempfänglichkeit vorliegt, die Reaktionsfähigkeit, d. h. die Fähigkeit zu gesteigerter Zelltätigkeit aber fehlt, können wir nicht auf Erfolg hoffen, denn es kann leicht zu Erschöpfung der Zellfunktionen kommen. Solche Fälle sind aber selten und schon klinisch meist genügend charakterisiert.

Was die Auswahl des anzuwendenden Mittels betrifft, so können ebenfalls schwer allgemein gültige Regeln aufgestellt werden, da die einzelnen Individuen oft sehr verschieden auf ein und dasselbe Mittel reagieren. So z. B. wird bei Epididymitis gonorrhoica bei einem Patienten der günstigste Erfolg mit Gonokokkenprotein erzielt, während ein anderer besser auf Milchinjektionen anspricht. Immerhin scheint man aber den richtigen Weg durch Darstellung solcher Präparate betreten zu haben, bei denen man, unter Berücksichtigung der spezifischen Komponente, diese mit der unspezifischen verbindet, und dementsprechend bei der jeweils zugehörigen Erkrankung anwendet, wie z. B. Gono- oder Staphylo-Yatren. Im allgemeinen wurde schon hervorgehoben, daß die proteinogenen Substanzen gewisser Bakterien, ferner ungekochte Marktmilch usw. zur Hervorrufung starker Reaktionen verwendet werden, wogegen die Anwendung z. B. von Sera, gekochter Milch usw. dort am Platz ist, wo die eintretende Wirkung eine milde sein soll. Das beste Beispiel bieten uns für die Dosierung Röntgen- und Radiumbestrahlung oder die Sonnenlichttherapie usw., weil ihr Erfolg am deutlichsten zeigt, wie sehr die Dosierung von der Erfahrung und guten Beobachtung des behandelnden Arztes abhängig ist. Und dies gilt wohl für alle zur Proteintherapie brauchbaren Mittel, ob sie nun von Haus aus schwächer oder stärker wirken. Sind wiederholte Injektionen notwendig, so muß man berücksichtigen, daß bei reaktionsfähigen Patienten eine gewisse Gewöhnung eintritt, daß also bei weiteren Anwendungen des Mittels die Dose gesteigert werden soll.

Bezüglich des Intervalles, das zwischen zwei Injektionen eingehalten werden soll, ist vor allen Dingen die Andauer der positiven Phase, d. h. der Fortbestand klinisch nachweisbarer Auswirkungen der

Aktivierung maßgebend, z. B. anhaltende Herdreaktion, abgesunkenes Fieber, andauernd gesteigerte Sekretion usw. Erst deutliches Nachlassen dieser Symptome bei Fortdauer der Erkrankung erfordert neuerliche Injektion. Selbstverständlich ist dabei auch die Art der Erkrankung von ausschlaggebender Bedeutung. So wird z. B. die Kachexie der Kinder mit täglichen Seruminjektionen zu 3 bis 5 cm^3 behandelt, weil man eine milde, aber andauernde Aktivierung der Stoffwechselvorgänge, eine omnizelluläre Wirkung erzielen will. Dagegen wird man bei Epididymitis eine ausgesprochene kurz dauernde Herdreaktion brauchen und dies erzielt man am besten mit stark wirkenden Mitteln, z. B. Gonokokken oder Milcheiweiß; meist genügt eine einzige, richtig gewählte Injektion. Arthritiden prägen die Heilwirkung der Aktivierung so deutlich im klinischen Bild aus, daß das Intervall der Injektionen sich ausschließlich nach diesem richtet, und ganz dasselbe gilt z. B. für die Behandlung der Tuberkulose mit unspezifischen Mitteln, der dieselben Richtlinien dienen müssen, wie bei der spezifischen Behandlung, übrigens ein Problem, daß heute noch zur Diskussion steht. Erwähnen möchte ich nur, daß die nachhaltend günstige Wirkung, die man oft im Gefolge der sterilen Abszesse, die durch Neutuberkulininjektionen erzeugt werden, beobachten kann, höchstwahrscheinlich oder zum großen Teile auf unspezifischer Therapie durch Resorption des eingeschmolzenen Gewebes im Sinne der Gegenreizung beruhen dürfte.

Was nun schließlich die für die Proteinbehandlung geeigneten Erkrankungen betrifft, so stehen außer den erwähnten Hauterkrankungen die arthritischen Prozesse, sowohl akut entzündliche als auch chronische, was den guten Erfolg betrifft, obenan. Nach der erfolgreichen Injektion tritt hier fast immer stürmische Herd- und Allgemeinreaktion auf, wie Schüttelfrost und nachfolgender Schweißausbruch, u. zw. als Symptom guter Wirkung. Sehr viel wurde Typhusvaccine verwendet, u. zw. in hohen Dosen, 100 bis 500 Millionen, ferner Milch und kolloidale Metalle, Kasein usw., ohne oder in Kombination mit Salizyltherapie. Der Erfolg ist nach einigen Injektionen meist ein guter. Man muß stets darauf achten, ob nicht Endo- oder Myocarditis vorliegt, denn dann ist große Vorsicht erforderlich, oft Kontraindikation. Liegt noch keine Affektion des Herzens vor, dann ist die Proteinbehandlung um so angezeigter, weil sie die Entstehung der Endocarditis oft zu verhüten scheint. Hieher gehört auch 'die von Terc eingeführte Bienenstichbehandlung, die auf dem Prinzip der unspezifischen Therapie beruht. Bei der viel empfohlenen intravenösen Typhusvaccinenbehandlung ist Vorsicht am Platz wegen der oft äußerst heftigen Reaktionen und es ist jedenfalls angezeigt, mit kleineren Dosen, etwa 50 bis 100 Millionen, zu beginnen. Vorwiegend ist Proteintherapie dort am Platz, wo die Salizyltherapie versagt, und um Rückfälle zu verhüten, ist die entsprechende Nachbehandlung und Bettruhe erforderlich. Unter dieselben Gesichtspunkte fallen **gichtische Gelenkserkrankungen**.

Für die Behandlung der **Neuritis**, auch vieler Normen von **Ischias**, eignet sich ganz besonders ein aus Autolysaten von Staphylokokken und B. prodigiosus gewonnenes Bakterieneiweiß, das von **Döllken** dargestellt, und unter dem Namen **Vaccineurin** im Handel erhältlich ist[1]). Hier liegt ganz entschieden der unspezifischen Plasmaaktivierung auch noch eine besondere organotrope Wirkung auf die Nervensubstanz zugrunde, denn keines der anderen unspezifischen Mittel ergab bei Kontrollversuchen auch nur eine annähernd so gute Wirkung wie das Bakterienprotein des Vaccineurins. Dieses Mittel eignet sich zur Behandlung für **Ischias**, für **Trigeminus** und **interkostale Neuralgien, Druck-** und **alkoholische, luetische und rheumatische Neuralgien**, sowie solche nach Infektionen entstandene.

Infektionskrankheiten der **Kinder** werden oft äußerst günstig durch die Proteinkörpertherapie beeinflußt, ebenso **Rhachitis** und **Kachexie**, durch zwei- bis dreimalige Injektionen einiger Kubikzentimeter Pferdeserum in der Woche, die durch längere Zeit fortgesetzt werden. Zur Behandlung der **Intoleranz der Säuglinge** gegen Milch, die sich in anhaltendem Erbrechen, Diarrhöen, Fieber usw., äußert, wird die Injektion von 5 bis 10 cm^3 Muttermilch, eventuell guter Kuhmilch empfohlen. Wenn Rückfälle eintreten, sind die Injektionen zu wiederholen.

Ein wichtiges Kapitel in der Proteinkörpertherapie bildet die **Gonorrhoe** und ihre Komplikationen. Besonders günstig sind die Erfolge bei Gelenksentzündungen, sowohl akuten als subakuten; die Reaktionen sind fast immer heftige. Die verschiedensten Proteine sind wirksam, meist werden Milch oder Gonokokkenpräparate verwendet. Es treten aber Rückfälle auf, und immer finden sich einzelne Patienten, bei denen der sonst so gute Erfolg ausbleibt: sie sind refraktär. Die Erscheinungen sind deutliche Herdreaktionen, wie Rötung und Schwellung, gesteigerter Schmerz im befallenen Gelenk und Allgemeinreaktionen. Bald schwinden alle diese Erscheinungen und es tritt die positive Phase ein. Die Injektionen werden wiederholt, sobald Anzeichen zur Rückkehr in den alten Zustand auftreten, oft sind 3 bis 5 Injektionen notwendig, in günstigen Fällen genügt eine einzige. Die Kliniker bevorzugen solche Dosen, die Schüttelfrost und Schweißausbruch nach vorangegangenem Fieber hervorrufen. Auch da ist es natürlich, daß bei bestehenden Herzaffektionen größte Vorsicht am Platz ist. Ähnlich günstige Ergebnisse erzielt man bei Behandlung der akuten **Epididymitis** durch intramuskuläre Milch oder intravenöse Injektion von Gonokokkenvaccinen,

---

[1]) Ein unter anderen Gesichtspunkten hergestelltes, aber ebenso wirksames Präparat bringt das Wiener Serum-Institut in den Handel.

die gewöhnlich mit einer einzigen wirksamen und zu deutlicher Herdreaktion führenden Injektion beseitigt wird. Weniger aussichtsreich ist die Behandlung der akuten gonorrhoischen Urethritis, wenngleich die bekannte Tatsache, daß akut fieberhafte Erkrankungen von günstigem Einfluß, ja oft heilender Wirkung sind, zunächst erwarten ließ, daß starke Allgemeinreaktion mit hohem Fieber im Anschluß an Proteineinspritzung ähnliche Wirkung hervorrufen würde. Die gonorrhoischen oder überhaupt infektiösen Prostatitiden, besonders die Adnexerkrankungen der Frauen im akuten und chronischen Stadium scheinen kein so günstiges Anwendungsgebiet für die Aktivierungstherapie abzugeben, denn die klinischen Beobachtungen lauten sehr widersprechend. Hier scheint häufig die über eine längere Zeit ausgedehnte Behandlung mit spezifischer Vaccine zu besseren Erfolgen zu führen. Doch ermutigen die vielfach günstigen Berichte, besonders mit Terpentinabszessen, im Einzelfalle zum Versuche. Zur provokatorischen Reizung alter gonorrhoischer Herde, also zur Diagnosestellung durch Steigerung des Ausflusses und miteinhergehender Ausschwemmung der bis dahin versteckten Gonokokken, eignet sich ganz vorzüglich die Milchinjektion.

Bubofälle werden nach übereinstimmender Angabe der Kliniker fast durchaus in günstiger Weise durch Proteinkörpertherapie, besonders Milchinjektionen beeinflußt, die meist jeden dritten Tag zu 3 bis 5 cm^3, u. zw. 4 bis 5 Injektionen gegeben werden.

Was die Behandlung der Infektionskrankheiten im allgemeinen und besonderen betrifft, so möge ebenfalls an Hand einiger Beispiele das wesentlichste gesagt sein. Es wurde schon im Vorstehenden über die günstigen Erfolge berichtet, die man bei Typhus durch intravenöse Injektion mit Typhusbazillen, aber auch mit Heterovaccinen, z. B. Bac. coli erzielt, aber die von Paltauf geäußerte Warnung ist sicher berechtigt; ich beobachtete selbst zwei Todesfälle unmittelbar im Anschluß an die Injektion einer mit Menschenserum abgesättigten Typhusvaccine. Ein dritter Fall wurde anscheinend nur dadurch gerettet, daß der behandelnde Arzt statt in die Vene ins Gewebe injizierte.

Bei Behandlung der Dysenterie in sehr frühen Stadien haben die proteinogenen Substanzen eine ausgesprochen styptische Wirkung ergeben, und der so quälende Tenesmus wird, ebenso wie die Dünndarmkrämpfe, einige Stunden nach der Injektion wesentlich gemildert oder zum Stillstand gebracht. Frische Geschwüre werden im Sinne von Herdreaktionen günstig beeinflußt, sogar zur Abheilung gebracht. In fortgeschrittenen und alten Fällen bleibt der Erfolg häufig aus. Nolf berichtet über 500 so behandelte Fälle, von denen nur zwei starben.

Die Behandlung mit Vaccinen im Sinne der Heterovaccinetherapie wurde auch, wie erwähnt, für andere, besonders septicämische Erkrankungen, so Puerperalsepsis, Sepsis, Scharlach usw. empfohlen. Wir wissen aber heute, daß man ähnlich gute Erfolge auch mit intramuskulären Injektionen von Milch oder intravenöser Injektion von Deuteroalbumosen erzielen kann, die nebenbei den großen Vorzug haben, daß ihnen die heftigen, oft lebensbedrohenden Reaktionen der intravenösen Vaccineinjektionen bei akuten Infektionskrankheiten fehlen. In dieser Beziehung sei auf das Verfahren Hollers verwiesen, der 350 Typhusfälle und eine große Anzahl Dysenterien mit bestem Erfolg ($1^1/_2\%$ Sterblichkeit) behandelte. Holler injizierte bei typhöser Erkrankung täglich intravenös sehr verdünnte Deuteroalbumoselösung, u. zw. 1 cm^3, und steigerte die Dosis jeweils um $^1/_2$ cm^3. In je früherem Stadium der Erkrankung diese Therapie einsetzen kann, um so eklatanter ist der Erfolg. Nach meinen Erfahrungen mit Vaccinen ist eine Behandlung typhöser Erkrankungen, wenn sie nicht in den ersten 8 Tagen einsetzen kann, ziemlich wertlos und vielleicht nicht ungefährlich wegen zu befürchtender Darmblutungen. In der Tat liegen günstige Berichte über Proteintherapie bei fast allen Infektionskrankheiten vor und steht ja auch die Behandlung der septischen Prozesse mit Collargol oder ähnlichen kolloidalen Metalleiweißverbindungen schon lange in Gebrauch. Speziell bei Sepsis werden oft überraschende, fast augenblickliche Erfolge erzielt, aber die Behandlung muß rechtzeitig, d. h. möglichst früh einsetzen und nicht erst, wenn der Organismus schon so geschwächt ist, daß er überhaupt nicht mehr zur Mobilisierung seiner Kräfte fähig ist. So wurden intravenöse Injektionen kleiner Dosen zur Behandlung von Erysipel empfohlen, die Erkrankten neigen zu starken Reaktionen. Zweifelhaft sind die Erfolge bei Pneumonie, ausgenommen Grippepneumonie, geblieben. Gute Erfolge erzielt diese Therapie bisweilen auch bei Influenza, Grippe, Scharlach. Bei der im Gefolge von Parotitis auftretenden Orchitis sollte stets Proteintherapie versucht werden, weil der Erfolg in den allermeisten Fällen prompt eintritt. Sehr günstige Erfolge habe ich manchmal bei Meningitiden der Kinder beobachten können, die durch Diplokokkus lanceolatus, katarrhalis oder Staphylokokken verursacht waren. Man erreicht oft durch einige Kubikzentimeter Serum, intravenös oder intramuskulär injiziert, überraschende Besserung, ja Heilung. Auch die Erfolge bei der Behandlung von Anthrax mit Rinderserum dürften auf einer Proteinwirkung und nicht auf den angeblich im Rinderserum vorhandenen baktericiden Stoffen beruhen.

Bezüglich der Diphtherie habe ich schon früher darauf hingewiesen, daß bei Anwendung von Heilserum neben der spezifischen, das Diphtherietoxin neutralisierenden Eigenschaft des antitoxischen Serum auch der Eiweißgehalt als solcher besonders bei jenen Fällen eine wesentliche Rolle spielt, wo bereits geschädigte Organe, vor allem das Herz des Impulses, der Anregung zur Leistungssteigerung im Sinne der unspezifischen Aktivierung durch proteinogene Substanzen bedarf.

Ausgezeichnete Erfolge verzeichnet die Proteintherapie in der Augenheilkunde bei den verschiedensten Erkrankungen, besonders Konjuktivitiden. Weniger geeignet sind Erkrankungen des Ohres, besonders akute Fälle, schon wegen der Gefahr einer Verschleierung des Zustandes. In der Laryngologie und Rhinologie ist die spezifische Vaccination im Sinne einer Immunisierung zu bevorzugen, doch bieten speziell jene Erkrankungen nicht bakteriellen Ursprungs, die auf gewebliche Schädigungen oder physikalisch-chemische Reizungen der Schleimhäute zurückgehen, die besten Aussichten für die Proteintherapie. In diesem Sinne wurden nach den Berichten von Van den Veldens im Kriege weit über 100 Fälle von schweren Gasvergiftungen durch Pferdeseruminjektionen mit dem besten Erfolge behandelt und zur Heilung gebracht.

Über die Behandlung der Tuberkulose mit unspezifischen Mitteln an Stelle des Tuberkulins zur Erzielung von Herdreaktionen sind vielfach Untersuchungen im Gange, aber dieselben können wohl noch keineswegs als abgeschlossen angesehen werden oder ohneweiters an die Stelle des spezifisch wirkenden Tuberkulins gesetzt werden.

Bei perniziöser Anämie werden manchmal mit Bluttransfusion, Milchinjektionen usw. auffallende Besserungen erzielt, leider aber der Erfolg ist kein anhaltender und dauernder und Wiederholungen zeigen meist abnehmende Wirkung. Andere Anämien, besonders aplastische, dagegen reagieren oft ausgezeichnet mit andauerndem Erfolge.

Schließlich sei auch die von Holler eingeführte Behandlung des Ulcus ventriculi mit Proteinen, die nach diesem Autor zu ausgezeichneten Ergebnissen führt, erwähnt.

9. Wagner-Jaureggs unspezifische Therapie.

Über die Behandlung der Paralyse, Tabes usw. wurde im allgemeinen schon anderen Ortes gesprochen. Wir verdanken diese Therapie den grundlegenden Arbeiten Wagner-Jaureggs. Als wirksamste Form der Paralysebehandlung haben wir heute die Inokulation mit Malaria nach Wagner-Jauregg anzusehen. Diese erfolgt direkt von Mensch zu Mensch und sind etwa 10 Anfälle für die gelungene Kur erforderlich, die jedesmal, wie sich aus einer umfangreichen Statistik der Wagnerschen Klinik ergibt, durch Chinin unterbrochen werden kann, niemals zu chronischer Malaria führt. Dies ist um so wichtiger, weil die Malariatherapie berufen scheint, auch in der Behandlung der Frühstadien der Syphilis nach den therapeutischen Versuchen Kyrles eine wesentliche Rolle zu spielen. Bisher ist es gelungen, das Malariablut bis zu 30 Stunden infektionstüchtig zu erhalten, so daß es nicht mehr notwendig ist, den Patienten bis zur betreffenden Klinik zu bringen. In Anlehnung an die Wagnerschen Versuche wurde später Rekurrensfieber zur Therapie verwendet, aber scheinbar nicht mit ähnlich günstigem Erfolg. Wenn sie sich bewähren sollte, läge ein Vorteil darin, den Infektionserreger durch eine injizierte Maus leicht überallhin senden zu können. Die Erkrankung ist ebenfalls mit einer einzigen Salvarsaninjektion zu unterbrechen, aber da gewöhnlich nur wenige, 3 bis 4 Anfälle auftreten, dürfte sie nicht jene Wirkung der Malariainfektion erreichen. In beiden Fällen dürfte das wirksame Prinzip der im Organismus selbst stattfindende Eiweißzerfall sein, dessen Stärke sich allgemein durch die Höhe des begleitenden Fiebers ausprägt. Für den Erfolg der Aktivierung ist, wie erwähnt, vor allem die noch erhaltene Reaktionsfähigkeit des Gewebes maßgebend. Alte, vorgeschrittene Paralysen und tabische Erkrankungen bieten demgemäß viel weniger Aussichten als beginnende oder frischere Fälle. Ich gebe hier noch die Vorschriften der Paralyse- und Tabesbehandlung nach Wagner-Jauregg für jene Fälle, die aus irgend welchen Gründen der Malariakur nicht zugeführt werden können.

Die unspezifische Therapie nach Wagner-Jauregg mit Tuberkulin, Typhus- oder Staphylokokkenvaccine wird folgendermaßen durchgeführt:

Man injiziert jeden zweiten Tag Tuberkulin subkutan (Haut des Rückens!); man beginnt mit 0,01 Tuberkulin und steigt bis 1,00. Man verwendet für die niedrigeren Dosen folgende Lösung:

Alttuberkulin	Koch	1,00,
Glyzerin		4,00,
Aqu. dest.		5,00.

Für die höheren Dosen

Alttuberkulin	Koch	5,00,
Aqu. dest.		5,00.

Unverdünntes Tuberkulin ist nicht zu injizieren, da es manchmal Abszesse verursacht.

Die Steigerung der Dosis ist nach folgendem Schema vorzunehmen:

Bei Maximaltemperatur unter 37,5⁰ Verdoppelung der Dosis,

bei Maximaltemperaturen zwischen 37,5 bis 38⁰ $1\frac{1}{2}$ fache Dosis,

bei Maximaltemperaturen zwischen 38 bis 38,5⁰ $1\frac{1}{4}$ fache Dosis,

bei Maximaltemperaturen über 38,5⁰ Wiederholung derselben Dosis.

Die Temperatur ist dreistündlich zu messen. 10 bis 12 kräftige Fieberreaktionen genügen. Gleichzeitig Hg-Kur ohne Salvarsan:

0,03 Hg. succinimid. dreimal wöchentlich oder 0,05 Hg. salicyl., jeden vierten Tag bis zur Gesamtmenge von 1 Hg., oder regelrechte Schmierkur (0,5 Touren à 6 Einreibungen à 3 Ung. ciner.).

Wie die Praxis gezeigt hat, besteht keine Gefahr, eine latente Tuberkulose zu aktivieren, doch wird man selbstverständlich bei Verdacht auf Tuberkulose das Tuberkulin viel vorsichtiger dosieren oder die Fieberreaktion mit Typhusvaccine (Besredka) provozieren: Ampullen (vor Gebrauch gut schütteln) à 250 bis 500 Millionen Keime im Kubikzentimeter, Beginn mit 0,1 (25 Millionen) intravenös, jeden zweiten Tag ansteigen nach einem Schema, das man erhält, wenn man in obigem Schema die Temperaturen um einen halben Grad höher ansetzt. 8 bis 10 Reaktionen über 39^0 sollen erzielt werden. Die Vaccine wird man auch dann anwenden, wenn man schon vor Ende der Hg.-Kur zu 1 Tuberkulin gelangt ist. (Staphylokokkeninjektionen geben in diesen Fällen keine dauerhaften Remissionen.)

Bei Tabes dorsalis ist die Tuberkulinkur weniger ratsam, da der Tabiker nicht so tuberkulinintolerant ist wie der Paralytiker. Man verwendet besser nach Besredka hergestellte Typhusvaccine.

Die Kur mit Typhusvaccine ist auch empfehlenswert, bei multipler Sklerose in Fällen, die noch nicht sehr vorgeschritten sind (bei· bereits eingetretener spastischer Paraplegie unwirksam). In manchen Fällen von multipler Sklerose erweisen sich auch intravenöse Injektionen von polyvalenter Staphylokokkenvaccine wirksam, die den Vorteil haben, kein oder nur unbedeutendes Fieber zu erzeugen. Man beginnt mit 10 Millionen im Kubikzentimeter, steigert die Dosis bei jeder folgenden Injektion auf das Doppelte und geht bis 2000 bis 3000 Millionen Keime. Jeden vierten Tag eine Injektion.

Aus der Art, wie Wagner-Jauregg seine Therapie aufbaute und durchführt, ersehen wir am besten, wie die Proteintherapie im speziellen Falle sozusagen zum Hauptzwecke der Behandlung (Malariatherapie) ausgebaut wurde, wie ihre Wirkung anderseits zuerst neben der Salvarsan- und Quecksilberkur nur als unterstützender Faktor (Tuberkulinbehandlung der Paralyse) ausgenützt wurde.

Und dies gilt auch allgemein. In den meisten Fällen dient die Proteinkörpertherapie als Universalmittel zur Erhöhung und Steigerung der Resistenz, vor allem aber zur Entfachung gesteigerter Lebenstätigkeit der Zellen im Organismus. Die Aktivierungstherapie ist eben deshalb vorwiegend und in erster Linie berufen, ein unterstützender, wenn auch äußerst wichtiger Faktor in unseren therapeutischen Bestrebungen zu sein, niemals aber soll sie jene Mittel verdrängen oder ersetzen, denen wir bereits eine spezifische Wirkung zuerkennen, wie spezifischen Heilseris, Salvarsan und Quecksilber bei Syphilisbehandlung, Chinin usw. Sie soll deren Wirkung unterstützen und fördern. Dazu kommt die völlige Harmlosigkeit der Anwendung im Vergleiche zu der fast universellen Verwendungsmöglichkeit.

Heute erst in den Anfängen der Erforschung, dürfte aber sicherlich bald die Zeit kommen, die uns immer mehr den eigentlichen Kern, das wirksame Agens in seiner reineren Form sichtbar werden läßt.

IV. Desensibilisierung.
1. Heufieber.

Angeschlossen sei hier noch die Behandlungsweise gewisser Idiosynkrasien, als Beispiel diene das Heufieber, eine Erkrankung, die sich zu Zeiten der Grasblüte darin äußert, daß die davon befallenen Personen an heftigen Entzündungen der Schleimhäute der Augen, der Nase, ja mehr oder weniger des ganzen Respirationstraktes erkranken. Diese Patienten sind durch das betreffende Pflanzeneiweiß sensibilisiert worden, d. h., es ist an irgend einer Stelle zu einem Eindringen von Eiweiß in die Blutbahn und damit zur Ausbildung eines Reaktionskörpers gekommen, der jedesmal und überall, wo er mit diesem Eiweiß zusammentrifft, dasselbe in der Weise verändert, daß daraus ein giftiges Eiweißabbauprodukt entsteht, das entzündungserregend auf das betreffende Gewebe einwirkt. Diese Gelegenheit bietet sich besonders im Frühjahr, wo die Luft mit Graspollen der blühenden Gräser geschwängert ist und diese auf den Schleimhäuten der Augen und des Respirationstraktes ablagert. Der betreffende Organismus, bzw. gewisse Anteile seiner Gewebe befinden sich in einem Zustande der „Allergie" oder „Umstimmung". Wie und wo es zum Eindringen dieses Antigens (Polleneiweiß), das diesen allergischen Zustand verursachte, gekommen ist, ist noch unklar, aber allgemein nimmt man als Eintrittspforte den Darm an. Wenn diese Annahme auch für viele Fälle zutreffen mag, so möchte ich doch auf Grund meiner eigenen Arbeiten, nach denen es gelingt, bei Meerschweinchen ähnliche Allergien durch Inhalationen von Eiweiß, ja selbst Hautschuppen, von der Lunge aus hervorzurufen, glauben, daß auch diese sehr wohl die Pforte für die Sensibilisierung abgeben kann. Dazu kommt noch, daß wir heute wissen, daß die große Zahl jener Erkrankungen, die wir als „bronchiales Asthma" bezeichnen, auf eben solchen Sensibilisierungen, auf der allergischen Reaktion, die das Eindringen gewisser Proteine in den Respirationstrakt verursacht, beruhen. Wir kennen solche Erkrankungen, bei denen durch die bloße Anwesenheit von Hunden oder Pferden, vermutlich durch Einatmen von Hautschuppen, aber auch durch den Genuß von bestimmten Eiweißarten tierischen und pflanzlichen Ursprungs, wie Hühnereiweiß, Reis, Tomaten usw., der asthmatische Anfall prompt ausgelöst wird oder die anderen Erscheinungen der Idiosynkrasie auftreten.

2. Idiosynkrasien gegen Eiweißarten.

Unsere Therapie zielt nun darauf ab, die für verschiedene Eiweißarten sensibilisierten Menschen zu desensibilisieren, d. h., sie gegen das Gift, das ihre Anfälle auslöst, widerstandsfähig zu machen. Dabei hat sich ergeben, daß es im allgemeinen zwei Gruppen von Kranken gibt, eine, bei der die Empfindlichkeit eine mehr· allgemeine und gegen verschiedenste Eiweiße, bzw. gegen deren Spaltprodukte gerichtete ist, es besteht eine allgemeine Peptonüberempfindlichkeit. Die zweite Gruppe ist dadurch charakterisiert, daß ihr allergischer Zustand nur in Beziehung mit einer ganz bestimmten Eiweißart in Erscheinung tritt, wogegen andere Eiweißarten ohne Einfluß sind.

Die erste Gruppe, die sehr häufig auch eine positive Tuberkulinhautreaktion gibt wegen der im Tuberkulin reichlich enthaltenen Peptone und Spaltprodukte, kann angeblich auch mit Tuberkulin, mit Pepton, Vaccinen, überhaupt mit verschiedenen, systematisch vorgenommenen Eiweißinjektionen desensibilisiert werden.

Bei der zweiten Gruppe dagegen muß man die Art des Eiweißes feststellen. Dies geschieht in der Weise, daß man verschiedene Eiweißextrakte, auf die man Verdacht hat, jeden für sich in kleinen Mengen 0,1 bis 0,2 cm^3 intrakutan an verschiedene Stellen des Vorderarmes einspritzt. Man desensibilisiert dann mit jenem Eiweiß, das in der Haut eine allergische, entzündliche Reaktion ausgelöst hat.

Für die prophylaktische Behandlung des Heufiebers wäre, da die Empfindlichkeit der einzelnen Kranken sehr schwankt, etwa folgender Vorgang zu empfehlen. Aus den im Handel erhältlichen wässrigen Pollenextrakten „Pollantin" oder „Graminol" usw. stellt man sich verschiedene Verdünnungen, etwa 1:10, 50, 100, 500, 1000 und 5000 her. Dann träufelt man einige Tropfen der stärksten Verdünnung in eines der beiden Augen und wartet einige Minuten, ob Entzündungserscheinungen auftreten. Fehlen diese, so gibt man die nächst niedrigere in das andere Auge und so fort, bis man schließlich bei einer Konzentration anlangt, die nach wenigen Minuten eine entzündliche Reizung der Conjunctiva hervorruft. Auf diese Weise erhält man ein ungefähres Bild über die Empfindlichkeit des jeweiligen Patienten und benützt dies für die Therapie, indem man für die erste Injektion 0,25 cm^3 jener Verdünnung injiziert, mit der man die Ophthalmoreaktion auslösen konnte. Bei sensibilisierten Patienten, welcher Art immer, ist eine gewisse Vorsicht notwendig, weil diese Kranken äußerst empfindlich für den Proteinshok sind. Nun injiziert man alle 6 bis 8 Tage unter ständiger, aber graduierter Steigerung der Dosis, und prüft zeitweilig durch Ophthalmoreaktion, bis stärkere Konzentrationen ohne conjunctivale Reaktion als Zeichen des Erfolges der Behandlung ertragen werden.

In ähnlicher Weise erfolgt auch die Behandlung des aus-gebrochenen Heufieberanfalles, jedoch sind die Intervalle der ein-zelnen Injektionen ebenfalls unter vorsichtiger Steigerung der Dosis kürzer zu wählen, etwa 3 bis 5 Tage. Die prophylaktische Behandlung muß Ende Februar, spätestens März, begonnen werden, soll sie bis zur Zeit der Grasblüte durchgeführt sein.

Über jene Form des bronchialen Asthmas, das ausschließlich durch gewisse Streptokokkenstämme hervorgerufen wird, habe ich bereits be-richtet, die Desensibilisierung erfolgt ausschließlich mit den autogenen Vaccinen.

Neue therapeutische Wege. Osmotherapie, Proteinkörpertherapie, Kolloid-therapie. Von Prof. Dr. **Karl Stejskal.** (398 S.) 1924.   153.000 Kronen, gebunden 168.000 Kronen, 9.50 Goldmark, gebunden 10.50 Goldmark, 2.30 Dollar, gebunden 2.55 Dollar.

Aus dem Inhalt: Einleitung. — I. Teil: Osmotherapie. — II. Teil: Protein-körpertherapie. — Versuch einer Abgrenzung gegenüber der Osmotherapie. — Entwicklung der Proteinkörpertherapie. — Zusammenfassende Darstellung der Wirkung der Proteintherapie. — A. Theoretischer Teil. — B. Praktischer Teil. — Schlußkapitel. — Literatur.

Grundlagen der Osmotherapie. Von Prof. Dr. **Karl Stejskal.** Mit Anhang: „Zur Technik der intravenösen Injektion" von Dr. Friedrich Eckhart. Mit zwei Kurven im Texte (215 S.) 1922.   96.000 Kronen, 6 Goldmark, 1.40 Dollar.

„. . . . . . . Bei dem steigenden Interesse für die physikalische Chemie und bei der Bedeutung der osmotischen Therapie ist es sehr zu begrüßen, daß von einem Autor, der in der therapeutischen Anwendung von hypertonischen Lösungen (Zucker usw.) über große Erfahrung verfügt, der Versuch gemacht ist, die Literatur dieses Gebietes monographisch zusammenzustellen. . . . . . Der Wert des Buches liegt vor allem darin, daß hier in klarer und nach-drücklicher Weise gezeigt wird, welch mannigfaltige und klinisch wichtige Wirkungen die Behandlung mit osmotisch abweichenden Injektionen auf den verschiedenen Organgebieten zur Folge hat. Das Buch ist reich an Anregun-gen und ist dem klinischen Forscher, ebensosehr auch dem praktischen Arzt, welcher derartige Injektionen verwendet, zu nachdenklichem Studium gut zu empfehlen. . . . . . "   Münchener medizinische Wochenschrift, 1923, Heft 3

Grundriß der Serologie. Von Prof. Dr. **Alberto Ascoli.** Deutsche Aus-gabe von Primararzt Dr. Rudolf Stephan Hoffmann. Dritte, verbesserte und vermehrte Auflage. Mit 29 Figuren, zahlreichen Tabellen im Texte und acht farbigen Tafeln. (IV, 272 S.) 1921.   87.000 Kronen, gebunden 108.000 Kronen, 5.90 Goldmark, gebunden 6.75 Goldmark, 1.40 Dollar, gebunden 1.65 Dollar.

Inhaltsübersicht: Vorwort. — Entwicklung der Immunitätslehre. — Die Ehrlichsche Theorie. — Antitoxische Sera. — Antibakterielle Sera und Impf-stoffe. — Agglutinine. — Präzipitine. — Hämolyse. — Bakteriolyse. — Kom-plementablenkung. — Serodiagnose der Syphilis. — Serodiagnostik des Krebses und der Schwangerschaft. Meiostagminreaktion. Abwehrfermente. — Anaphy-laxie. — Fickersches Typhusdiagnostikum.

Die Thermopräzipitinreaktion. Von Prof. Dr. **Alberto Ascoli.** Deutsche verbesserte und vermehrte Ausgabe von Primararzt Dr. Rudolf Stephan Hoffmann. Mit acht Abbildungen. (IV, 124 S.) 1922.

39.000 Kronen, 2.50 Goldmark, 0.60 Dollar.

„Eingehend und kritisch, unter Berücksichtigung der Literatur, berichtet der Verfasser über die theoretischen Grundlagen und praktischen Ergebnisse der von ihm gefundenen diagnostischen Thermopräzipitinreaktion. Die Methode beruht auf dem Nachweis hitzebeständiger Leibesbestandteile der Mikro-organismen mit Hilfe hochwertiger, präzipitierender Immunsera. Diese Reaktion hat sich besonders für die Feststellung des Milzbrandes beim Rind bewährt. Bei anderen tierischen und menschlichen Erkrankungen sind die Ergebnisse vielversprechend. Die bisherigen Resultate bei Schweinerotlauf, Rauschbrand, Paratyphus, Tuberkulose, Maltafieber, Pest, Rotz, Diphtherie, Variola, Botu-lismus, Fleckfieber, Meningitis cerebrospinalis, Pneumokokkeninfektionen und bei der Gonorrhoe werden ausführlich besprochen."

Klinische Wochenschrift, 1922. Heft 50